U0256888

微信扫码获取配套学习资源
成为儿推会员即享超值福利

01 **教学视频：**
专家悉心讲解小儿推拿操作手法，帮你快速掌握小儿推拿的手法要领。

02 **在线问诊：**
与专家一对一进行交流，获得专业、权威的小儿推拿指导。

03 **微信群：**
为读者打造线上共同学习、交流的小儿推拿微信群，与全国读者分享小儿推拿经验。

如何领取线上学习资源？
无需下载，免去注册，省时提效

1. 微信点击扫一扫；
2. 扫描左侧二维码；
3. 关注"青岛出版社微服务"公众号。

如何加入小儿推拿微信群？

1. 微信点击扫一扫；
2. 扫描左侧二维码；
3. 根据提示加入微信群；
4. 回复关键字，获取更多增值服务。

常见病小儿推拿

付国兵 主审

沈潜 戴晓晖 主编

青岛出版社
QINGDAO PUBLISHING HOUSE

图书在版编目（CIP）数据

常见病小儿推拿 / 沈潜主编 . —青岛：青岛出版社，2019.8
ISBN 978-7-5552-4711-1

Ⅰ . ①常… Ⅱ . ①沈… Ⅲ . ①小儿疾病—推拿 Ⅳ . ① R244.1

中国版本图书馆 CIP 数据核字（2016）第 253627 号

《常见病小儿推拿》编委会

主　　编：沈　潜　戴晓晖
副主编：王　薇　潘　良　杨靖颐
编　　委：（以姓氏笔画为序）
　　　　　丁　杰　于海容　田　爽　吉爱萍　刘云达　芦红梅　李晶磊
　　　　　杨云松　张巧娜　岳利峰　黄均毅　谢丹丹　薛恬珏

书　　名	常见病小儿推拿
主　　审	付国兵
主　　编	沈　潜　戴晓晖
出版发行	青岛出版社
社　　址	青岛市海尔路 182 号（266061）
本社网址	http://www.qdpub.com
邮购电话	0532-68068026　13335059110
策划编辑	刘海波
责任编辑	王秀辉
装帧设计	毕晓郁
照　　排	青岛双星华信印刷有限公司
印　　刷	青岛新华印刷有限公司
出版日期	2019 年 9 月第 1 版　2019 年 9 月第 1 次印刷
开　　本	16 开（710mm × 1000 mm）
印　　张	12
字　　数	120 千
印　　数	1–10000
书　　号	ISBN 978-7-5552-4711-1
定　　价	45.00

编校印装质量、盗版监督服务电话　4006532017　0532-68068638

建议陈列类别：小儿推拿

前言

　　小儿推拿有着悠久的历史,凝结了上千年的智慧,几千年来自成体系,在小儿医疗诊治方面积累了大量的临床经验。通过推拿手法的运用,可通经络、平阴阳、和营卫、理气血、调脏腑,从而改善儿童体质、提高机体免疫力。随着现在人们生活质量的不断提高,健康理念的进一步更新,人们渴望有一种不吃药、不打针的健康绿色疗法。因此,中医推拿日益受到人们的重视,小儿推拿更是备受青睐。小儿推拿已成为国际上儿童保健、治疗的重要方法之一。

　　目前市面上小儿推拿书籍内容非常丰富,常令初学者难以选择。为更好地发挥中医推拿在小儿疾病中的诊治作用及日常的保健作用,满足小儿推拿爱好者的学习需求,我们组织了专业小儿推拿工作者编写了这本《常见病小儿推拿》。本书详尽地介绍了小儿推拿的诊断方法、常用特定穴位和推拿手法。在疾病及保健部分,融入了笔者多年临床经验,特别是将燕京推拿流派中臧福科教授的松振手法及付国兵教授的摩揉手法加入其中,并在常见病治疗中描述了这些手法的基本运用。

　　笔者希望通过本书能够为广大读者尤其是家长提供科学、实用、有效的小儿推拿方法,成为家庭的床头书,帮助孩子健康成长的指导书!

　　本书编写也得到了恩师付国兵教授的指导,对老师的无微不至的关怀,深表感谢。

　　鉴于笔者文笔有限,加之时间紧张,难免有疏漏及笔误,敬请各位读者、前辈、同道批评指正。

沈潜

2019 年夏

目 录

第一章

小儿推拿基础知识

目　录

第二章 **小儿推拿常用穴位**

目 录

目 录

目　录

第三章　小儿推拿常用手法

目 录

第四章　小儿常见疾病治疗

目 录

第五章

小儿推拿保健方法

小儿推拿基础知识

小儿推拿是以中医基础理论为指导，应用各种手法作用于小儿机体，调理脏腑功能，增强机体的抗病能力，从而达到防病治病的目的。小儿推拿是对小儿疾病进行防治和保健的方法之一。

推拿疗法具有悠久的历史，长沙马王堆出土的最早的医方专著《五十二病方》中就记载了十余种按摩手法。推拿疗法，在隋唐时代最为盛行。明清时期，小儿推拿体系开始建立，太医院复列推拿于十三科中。

现代小儿推拿得到了大力推广。各地中医专科院校，都添设了推拿课和推拿班，培养了大批人才，使得小儿推拿的发展日新月异。

一、小儿生理病理特点

◯ 小儿的生理特点

小儿的生理特点为脏腑娇弱、形气不足和生机蓬勃、发展迅速两个方面。

1. 脏腑娇弱,形气不足

清代医家吴鞠通运用阴阳理论,将小儿的生理特点概括为"稚阳未充,稚阴未长"。"阴"是指精、血、津液等物质,"阳"是指体内脏腑的各种生理功能。这一生理特点决定了他们体质嫩弱,御邪能力不强,不仅容易被外感、内伤诸种病因伤害而致病,而且一旦发病之后,病情变化多而迅速。小儿脏腑的形气相对表现为不足,其中以肺、脾、肾三脏尤为突出。肺为娇脏,易受外邪侵袭。小儿肺常不足,肺主气、司呼吸,主一身之表,外邪犯入,不管从口鼻而入还是从皮毛进入,均先侵袭肺脏。因此,儿科感冒、咳嗽、肺炎喘嗽、哮喘等肺系疾病占儿科疾病发病率的前列。

脾主运化,小儿脾常不足,加之小儿饮食不知自调,家长喂养常有不当,常常因为暴饮暴食或过食寒凉,损伤脾土,脾运化失常,则易发生呕吐、泄泻、腹痛、厌食、食积、疳证等脾系疾病。

肾为先天之本。小儿先天禀受之肾精,须赖后天脾胃生化之气血不断充养,才能逐步充盛;小儿未充之肾气又常与其迅速生长发育的需求显得不相适应,因而称"肾常虚",肾虚则难以资助他脏,小儿生长发育将受到影响,易出现五迟、五软、解颅、遗尿、尿频、水肿等肾系疾病。

2. 生机蓬勃,发展迅速

小儿为"纯阳"之体,主要指小儿生机蓬勃、发育迅速的生理特点。小儿生长发育包括体格发育和功能发育等方面。小儿年龄越小,这种蓬勃的生机、迅速的发育就越明显。

◎ 小儿的病理特点

小儿的病理特点为发病容易、传变迅速和脏腑之气清灵、疾病易于康复两个方面。

1. 发病容易,传变迅速

明代儿科医学家万全系统提出了"阳常有余,阴常不足,肝常有余,脾常不足,心常有余,肺常不足,肾常不足"。故小儿脏腑娇嫩,形气未充,为"稚阴稚阳"之体,抵御疾病能力低下,容易被外邪侵袭。邪从口鼻肌肤进入,肺卫受邪,易于发生流行性感冒、咳嗽、哮喘、麻疹、水痘等疾病;饮食不洁,邪从口入,脾胃受邪,易于发生泄泻、呕吐、痢疾等脾胃病。而时行疾病一旦发生,又易于在儿童中互相传染,造成流行。

小儿不仅易于发病,而发病后又易于传变,主要表现为寒热虚实的迅速转化,即易虚易实、易寒易热。小儿患病,病之初邪气易盛而表现为实证,但由于正气易伤而虚,可迅速出现正气被损的虚证或虚实并见之证。因正盛邪却或复感外邪又易于由虚转实,而虚实夹杂之证在临床也很常见。

小儿由于"稚阴未长",故易见阴虚阳盛,表现为热证;又由于"稚阳未充",故易见阳气虚衰,表现为寒证。寒热和虚实之间也易于兼夹与转化。例如,风寒外侵之外寒实证,可迅速入里化热,形成里热实证。

2.脏气清灵,易趋康复

小儿患病之后,易于传变,但由于小儿生机蓬勃,机体发育迅速,其生机旺盛,活力充沛,脏气清灵,修复再生能力强。故小儿患病之后,疾病恢复常常也比成人快。然而心阳虚衰、阴伤液竭、惊风神昏、内闭外脱等危重证候,需尽早预防和发现,及时抢救。

二、小儿推拿常用诊断方法

小儿推拿诊疗中对小儿疾病的诊查,与临床其他各科一样,也是遵循中医诊断疾病的基本理论,使用望、闻、问、切四诊合参的方法来收集病情,辨证分析以做出正确的诊断。但由于较小乳婴儿不能用语言来表达自己的病痛,较大的患儿也不能全面、准确地诉说自己的病症,而家长的代诉又往往是间接的、片面的,加上就诊时小儿啼哭吵闹,影响气息脉象,造成诊断上的困难。因此,历代医家认为,在四诊合参过程中,"望"居其首,并且用之于儿科尤为重要。故在临床上诊查患儿时,要以望诊为主,结合其他三诊的情况,对病情做出正确的诊断。

◎ 望面色

主要指望面部气色。中国人的常色为色微黄,透红润,显光泽。常用的面部望诊方法是五色主病,又称五色诊,即按青、赤、黄、白、黑五种不同颜色表现来诊察疾病。古人又从长期实践观察中定出五色分属五脏:面青为肝色、赤为心色、黄为脾色、白为肺色、黑为肾色。

1. 面色青

主寒证、惊风、痛证、血瘀证。惊风常见眉间、鼻梁淡青,唇周、爪甲青紫。色青常伴表情愁苦、皱眉甚或啼哭不宁,为腹中寒凝的痛证。血瘀证色青见口唇青紫、呼吸急促,乃心阳不振,血脉瘀阻,常提示心肺系统疾病。如小儿面呈青色,病情一般较重,应多加注意。

2. 面色赤

多为热证,又有实热、虚热之分。若有面红目赤、恶寒发热、咽痛、脉浮等表现,为外感风热;若午后颧红潮热,口唇红赤为阴虚内热;若两颧潮红如妆,面白肢厥,冷汗淋漓为虚阳上越,是阳气欲脱的危重证候。新生儿面色红嫩,或小儿面色白里透红,为正常肤色。

3. 面色黄

多为脾虚证或有湿浊,可见于疳积、黄疸、虫证等证。若面色萎黄,形体消瘦为脾运功能失职,常见疳证;面黄无华,脐周阵痛,夜间磨牙多为肠道虫证;面黄浮肿,是脾虚湿滞;黄疸属湿证,面目色黄而鲜明,为湿热内蕴之阳黄;面目黄而晦暗,为寒湿阻滞之阴黄。初生儿出现的黄疸为胎黄,有生理性和病理性之分,有因过食胡萝卜、南瓜、西红柿等食物或某些药物而面黄者,当另作判断。

4. 面色白

多为虚证、寒证。若外感表证面白,常为外感风寒;面白少华,唇色淡白,爪甲苍白,多为营血亏虚,常见于小儿贫血;阵阵面白,啼哭不宁,常为中寒腹痛;面白浮肿为阳虚水泛,常见于阴水;面色惨白,四肢厥冷,出冷汗,多为滑泄吐利,阳气暴脱,可见于脱证。

5. 面色黑

主寒证、痛证、瘀证，或内有水湿停饮。若面色青黑，四肢手足厥冷多为阴寒内盛证；面色黑而晦暗，兼有腹痛、呕吐者，可为药物或食物中毒；面唇鳌黑，多是心阳久衰；阳气不能推动血液所致瘀血内停，血脉瘀滞，常伴唇指紫黑。面黑浅淡虚浮，常是肾阳亏虚，水饮内停。面色青黑晦暗，为肾气衰竭之证，不论新病旧病，皆属危重。若小儿肤色红黑润泽，身体强健，为先天肾气充足之象。

◎ 望形体

形体望诊，包括头囟、躯体、四肢、肌肤、毛发、筋骨、指甲等。从小儿形体的壮弱，可以测知五脏气血的盛衰，分析疾病的发生、发展及预后。凡小儿身高正常，胖瘦适中，皮肤柔润，肌肉壮实，筋骨强健，身材匀称，毛发发黑有光泽，是先天禀赋充足、发育良好、健康的外形表现。

1. 若形体瘦小，肌肉瘠薄，筋骨不坚，毛发稀疏、色黄，是营养不良的表现，常因先天不足或后天养护失宜。

2. 头大囟开，颈不能举，眼珠下垂，常为肾虚水积之解颅；囟门迟闭常见于佝偻病；前囟及眼眶凹陷者常见于腹泻导致的脱水。

3. 面浮肢肿，按之凹陷，是为水湿潴留。

4. 皮肤松弛，肌肉不实，是为脾胃气虚；肌肤干瘦，肤色苍黄，是为气血两虚。

5. 四肢枯细，肚腹膨大，形体羸瘦，额头青筋显现，多为疳证，脾虚夹积。

6. 指甲变脆，色苍白，为营血亏虚；指甲色紫，为心阳不振，气滞血瘀。

◎ 望舌

舌为心之苗，但五脏皆与舌有关，一般来讲，舌体的前部属心肺，舌体的中部属脾胃，舌体的根部属肾，舌体的两侧属肝胆，舌象的望诊主要包括舌质和舌苔两部分。正常健康小儿的舌象为舌体淡红而润，不胖不瘦，活动自如，舌苔薄白。当小儿患有积滞时，乳积舌苔白厚，舌质淡红。食积初起舌苔为垢腻，舌质淡红，食积日久，滞热内生，舌苔可为黄垢腻，舌质红。如积滞延误失治，转为疳积时，舌苔与舌质可随着病情的轻重不一而变化，可出现舌苔黄，舌体颜色或为紫青；或舌苔少或无苔，或舌体颜色可为鲜红少津；或舌苔白厚腻或剥脱苔，或舌体颜色为嫩红；或舌苔白或少苔，舌体颜色发红少津；或舌苔褐色，舌体颜色为暗红。

◎ 察指纹

由于 3 岁以下的小儿，取寸口脉不仅短小，而且小儿不易合作，故以望指纹代替寸口脉的切诊方法即指纹诊法。指纹诊法是指诊察小儿食指桡侧脉络的一种诊察方法。指纹分为风、气、命三关，又称指纹三关。食指自虎口向指端，近虎口处的第一节为风关，第二节为气关，第三节为命关。临床诊察指纹要在自然光下，将小儿抱于光亮处，术者用左手食指、拇指握住小儿食指末端，用右手拇指在小儿食指桡侧从命关向风关轻轻按推几次，使指纹显露。正常的小儿指纹应是淡紫隐现，显露于风关以上。小儿指纹在一定程度上反映了孩子脏腑、气血、经络的变化，主要观察指纹的浮沉、指纹的颜色、指纹的部位及轻推后指纹的显示速度。根据小儿指纹的这些变化特点可以诊断疾病。当小儿患有虚寒证时，指纹表现为颜色淡红。当小儿患有热病、实证时，指纹颜色及形态表现为紫滞。

◎ 听声音

闻啼哭声，啼哭是婴儿的语言，是新生儿表达要求的方法，是一种本能。若初生不啼，则气逆不能通畅，便属病态，需紧急抢救。正常健康小儿的哭声，应以哭声响亮，节奏感强，同时伴有眼泪为正常的表现。婴幼儿有各种不适时，也常以啼哭表示，如衣着过暖、口渴、饥饿或过饱、要睡觉、尿布潮湿等，不适引起的啼哭常哭闹不止，但解除了原因后小儿的啼哭就会停止。

1. 若小儿由于饮食不节、乳食无度而患有积滞,这时小儿就会出现明显的烦躁不安,啼哭不止,哭声气粗高亢。

2. 吮乳进食时啼哭拒进,注意是否有口腔溃破、口腔炎、喉头水肿等。

3. 心肝经有热可表现为白天如常,夜间啼哭不安,边哭边闹,睡卧不宁,为小儿夜啼。

4. 脾系疾病的孩子哭声可表现为细声绵绵,哭声无力,啼哭声嘶哑伴呼吸不利,谨防咽喉急症。

◉ 嗅气味

患儿的呼吸气息,以及排泄物如鼻涕、大小便等所发出的异常气味,对诊断某些疾病,有很大帮助。正常小儿口中无臭气。

1. 口气臭秽,多属脾胃积热,或肺胃之热上蒸;口气酸腐,多属饮食内停;口气腥臭,有血腥味,常见于齿衄,牙龈出血;口气臭腐,牙龈溃烂肿胀,为肺热肉腐,常见于牙疳。

2. 鼻流浊涕,有腥臭的,为鼻渊;无腥臭的,为外感风寒。

3. 大便臭秽为大肠湿热积滞;大便酸臭为伤食积滞;便稀无臭,下利清谷为虚寒泄泻,常提示脾肾两虚。

4. 小便臊臭、短赤多为湿热下注膀胱;小便清长、无臭多为脾肾寒证。

三、小儿推拿常用介质

在进行小儿推拿操作时,为了减轻皮肤损伤,或为了借助某些药物的辅助作用,提高治疗效果,可在推拿部位的皮肤上涂些液体、膏剂或洒些粉末,这些物质称为推拿介质。

推拿时使用介质操作,在我国有悠久的历史。《黄帝内经》中有云:"按之以手,摩或兼以药。"以药物为介质在人体体表的一定部位、穴位、痛点施以手法,药物助手法以提高疗效的一种推拿方法称为膏摩,也称为"药摩法"。临床运用中,除摩法以外,还可运用于其他手法,如揉法、擦法、推法、点法等也可结合药物操作。因为介质推拿对皮肤的刺激性较小,而且毒副作用较小,所以,在小儿推拿中应用尤为广泛。

当然,小儿推拿中对介质的使用,也应针对病因做出相应选取。常用儿科推拿介质有以下几种。

◎ 水剂

用清水浸泡药物(约30分钟),待药物有效成分析出后,以汁水作为介质。常用水剂有麻黄浸液、桂枝浸液等。麻黄辛、温,可发汗、解表、平喘,作为介质可应用于运内八卦、推三关、推天柱骨等手法,可加强推拿发汗、解表的功效。桂枝辛、甘、温,可解肌、温阳,作为介质应用于清肺经、推三关等手法,可增强解肌散寒的功效。

◎ 汁剂

以新鲜药物汁水为介质,常用汁剂有鲜生姜汁、鲜葱白汁、薄荷汁等。

1. 鲜生姜汁

取鲜生姜适量切碎、捣烂,取汁应用,或以鲜生姜汁加清水搅匀作为介质。鲜姜辛、温,可解表、散寒、止呕,作为介质应用于推天柱骨、捏脊、点风池等手法,可解表、散寒,治疗风寒感冒引起的头痛、项强;应用于揉板门、运内八卦等手法,可温中止呕,治疗胃寒导致的呕吐、脘腹冷痛。

2. 鲜葱白汁

取葱白适量切碎、捣烂,取汁应用,或以鲜葱白汁加清水为介质。葱白辛、温,可解表、发汗、通阳、利水,作为介质应用于推三关、拿风池、揉大椎等手法,可解表、发汗,治疗外感风寒引起的恶寒发热、头痛、鼻塞、流清涕。

3. 薄荷汁

取鲜薄荷叶适量切碎、捣烂,取汁应用。或以鲜薄荷茎叶汁加清水为介质。薄荷辛、凉,可散风、清热、透表,作为介质应用于清天河水、推天柱骨、水底捞明月等手法,可清热解表,治疗外感风热导致的头痛、鼻塞、汗出恶风。

◐ 油剂

油剂以融入药性成分的油为介质,常用油剂有芝麻油和清凉油等。

1. 芝麻油

芝麻油即食用麻油,甘、淡、微温,可健脾、润燥、补虚,作为介质应用于摩腹、捏脊等手法,可健脾补虚,治疗因脾胃虚弱导致的食积。另外,芝麻油可起到润滑作用,适用于肌肤干燥的患儿。此外,芝麻油也可在刮痧疗法中使用。

2. 清凉油

可疏风、醒神、止痒、消肿,作为介质应用于开天门、运太阳、揉耳后高骨等手法,可清热、醒神,治疗中暑导致的头晕、呕吐,亦可涂抹于病变部位治疗蚊虫叮咬。

◐ 膏剂

膏剂是以药油与凡士林按一定比例混合而成的介质,常用膏剂如冬青膏。冬青膏由水杨酸甲酯、凡士林、薄荷脑及少量麝香配制而成,可清热散邪、活血通络,作为介质应用于清肺经、清天河水等手法,可清热、散邪,治疗外感风热引起的感冒、发热;应用于局部点揉可治疗因跌打损伤导致的瘀血、疼痛、肿胀。

◎ 粉剂

粉剂是以药物研磨成极细的粉末作为介质,常用粉剂如滑石粉、爽身粉、痱子粉,可清热、祛湿、止痒,可以作为皮肤润滑剂应用于绝大多数儿科手法,以避免皮肤损伤。

1. 滑石粉

医用滑石粉可润滑皮肤,减少皮肤摩擦,保护小儿皮肤。一年四季均可使用,是小儿推拿临床最常用的一种介质。

2. 爽身粉

爽身粉可润滑皮肤,有吸水性强的特点,质量较好的爽身粉可替代滑石粉。

3. 痱子粉

痱子粉在具备粉剂诸多优点的同时,还具有散风祛湿、清凉止痒的作用。常用于汗疹、痱毒、湿疮痛痒。

◎ 酒剂

酒剂是刺激性稍强的一种介质,常用的酒剂有白酒、外用药酒等。

1. 白酒

普通白酒即可,用于肌肤麻木不仁、手足拘挛、局部瘀血等病症。

2.外用药酒

根据病情要求,拟定不同的中药方,将中药浸泡于高度白酒中,数日之后使用。

⊘ 其他

除了上述介质之外,还可用清水、润肤露、鸡蛋清等。

在使用介质上,需要注意以下几点:

(1)介质为外用药,应叮嘱小儿,禁止内服。

(2)切勿接触眼睛、口腔等黏膜处,皮肤破溃处禁用。

(3)对介质有过敏反应的小儿慎用。

(4)用药过程如出现皮肤发红、瘙痒等不良反应时应立即停用,并进行局部洗净,使用抗过敏药。

(5)介质性状发生改变时禁止使用。

四、小儿推拿适应证及禁忌证

⊘ 小儿推拿的适应证

小儿推拿的适应证广泛,包括:小儿感冒、咳嗽、支气管哮喘等呼吸系统疾病,小儿腹泻、腹痛、呕吐、疳积等消化系统疾病,小儿遗尿等泌尿系统疾病,以及惊风、抽搐、夜啼、小儿麻痹症等其他疾病。

◎ 小儿推拿的禁忌证

小儿推拿的禁忌证包括：骨折、创伤性出血、皮肤破损、皮肤溃疡、烧伤、烫伤、急性传染病、癌症及危重病症等。

五、小儿推拿注意事项

1. 小儿稚阴稚阳之体，发病及传变都很迅速，治疗时应尽早明确诊断，及时治疗，避免延误，造成病情加重或传变。

2. 推拿手法要稳，取穴要正确，用力要均匀，不可忽快忽慢，切不可用力过度，以免损伤婴儿皮肤。

3. 术者可根据患儿体质的强弱，病症的寒、热、虚、实作为辨证依据，选取对应的补泻手法进行操作。

4. 儿科推拿单次治疗时间不宜过长，每次10~20分钟为宜，一般1日治疗1次，7~10次为1个疗程。家庭保健时，穴位可化整为零，随时操作。

5. 在进行小儿推拿治疗时应注意以下几点：

（1）医者的指甲须修剪圆滑，长短适宜，以不触痛患儿皮肤为宜。

（2）天气寒冷时，医者先将手搓热，待其手暖时方可操作，以防刺激患儿，使其不能很好的合作。

（3）室内保持一定温度，不宜过冷过热，避免风吹着凉。

（4）医者态度和蔼，细心耐心，充分考虑小儿感受，不能强行操作。

（5）推拿顺序在临床上一般有两种方法，可根据情况灵活应用：①一般先推上肢部穴位，依次推头面、胸腹、腰背、下肢部穴位。②先推主穴，后推配穴。不管采用哪种方法，无论主穴、配穴，运用掐、拿、捏等强刺激手法，应最后操作，以免刺激患儿哭闹,影响后面的操作和治疗效果。

（6）推拿的时间,应根据患儿年龄大小、病情轻重、体质强弱及手法的特性而定,治疗1次约10分钟左右,一般不超过20分钟,亦可根据病情灵活掌握,通常每日治疗1次,高热等急性病可每日治疗2次,慢性病可隔日治疗1次。

（7）上肢部穴位,习惯只推左侧,无男女之分。其他部位的双侧穴位,两侧均可治疗。

（8）治疗时应配合推拿介质,如爽身粉、自制中药剂等,其目的是润滑皮肤,防止擦破皮肤,又可提高治疗效果。

（9）小儿推拿手法要求以轻快柔和、平稳着实为主。

（10）患儿有骨折、皮肤疾病、外伤出血等推拿禁忌症时,一般不宜推拿。

六、小儿推拿取穴技巧

小儿推拿因幼儿形体娇嫩且不易配合,一般选取手和前臂等远离躯干部位的穴位为主,配合少量躯干部穴位进行治疗;术者操作时取患者一侧手臂即可,选取时以施术方便为原则。小儿推拿取穴准确与否直接影响推拿的治疗效果,一般情况,同身寸法是常用的、较为简便的取穴方法。手指同身寸法就是以患者的手指为标准划定分寸,作为量取穴位的长度单位来定取穴位的方法,如中指同身寸、拇指同身寸、横指同身寸等。

1寸

（1）中指同身寸：以患者的中指中节屈曲时，手指内侧两端横纹头之间的距离看作1寸，可用于四肢部取穴的直寸和背部取穴的横寸。

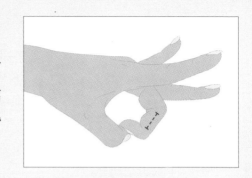

（2）拇指同身寸：以患者的拇指指关节的宽度作为1寸，主要适用于四肢部的直寸取穴。

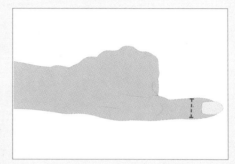

1.5寸

横指同身寸：让患者将食指、中指两指并拢，以中指中节（第二节）横纹处为准，两指横量为1.5寸。

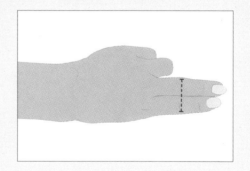

2寸

将食指、中指、无名指三指并拢，以中指第一节横纹处为准，三指横量为2寸。

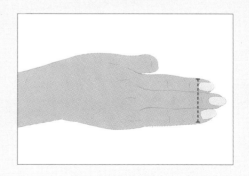

3 寸

将食指、中指、无名指和小指四指并
拢,以中指中节(第二节)横纹处为准,四
指横量作为 3 寸。

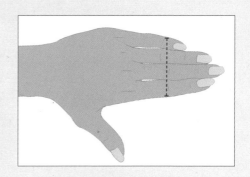

温馨提示:

手指的长度和宽度与人体其他部位有一定的比例,要用患者自己的手指来测
量定穴。"同身寸"中的"1 寸"在不同人的身体上都是不同长短的,较高的人"1 寸"
要比较矮的人的"1 寸"要长,这是由身体比例来决定的。因此,"同身寸"只适用
于患者自身,不能用施术者的"同身寸"在患者身上找穴位。

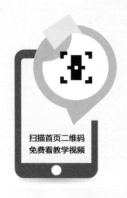

扫描首页二维码
免费看教学视频

第2章

小儿推拿常用穴位

小儿推拿穴位与针灸经穴略有不同，除包含常见十四经穴、经外奇穴、阿是穴之外，还有相当部分的特定穴。这些穴位不仅有"点"状，还有"线"状及"面"状，甚至是一个部位。这些特定穴位以两手居多，古人有云"小儿百脉汇于两掌"。

在小儿推拿中，特定穴还往往与手法合称，如推坎宫、拿肚角、掐十宣、揉脐等。

本章主要介绍小儿推拿常用穴的定位、操作手法、功效及主治。在手法中提到的操作次数，仅作为 6~12 个月患儿临床应用时参考（第三章小儿推拿常用手法中提到的次数同理），在实际操作时，可根据小儿年龄的大小、体质的强弱、病情的轻重而增减。另外，在部位里提到的分寸，是按小儿的"中指同身寸"（即中指中节侧面两横纹间相隔的距离，折作 1 寸）取穴的。

一、头颈部穴位

坎宫

推坎宫有疏风解表、醒脑明目的功效。主治感冒、发热、头痛、目痛等。临床上,开天门、推坎宫、运太阳、揉耳后高骨为治疗感冒常用的四大手法。

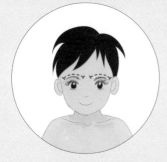

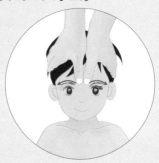

定位 自眉心起沿眉毛至眉梢成一横线。

操作 术者两拇指自眉心向两侧眉梢分推,连续分推 20~30 次,称推坎宫,亦称分头阴阳。

天门

又名神庭、天庭、上天心。开天门有发汗解表、醒脑开窍、镇惊安神的功效。主治感冒、发热、头痛、目上视、风痫、惊风、惊悸等。对于体弱汗多、佝偻病患儿应慎用。

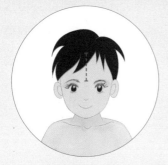

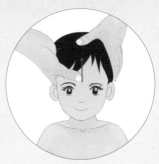

定位 头部前正中线,两眉中间至前发际,入前发际正中 0.5 寸。

操作 术者两拇指自下而上交替直推,推 30~50 次,称开天门。若自眉心推至囟门,推 30~50 次,则称为"大开天门"。

太阳

揉太阳有疏风解表、清热明目、止头痛的功效。主治感冒、头痛、发热、急慢惊风、心热、烦躁等。

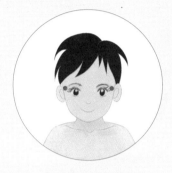

定位　在两眉后凹陷中。

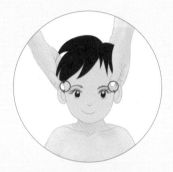

操作　术者用拇指或中指端揉该穴,称揉太阳或运太阳,逆时针揉或运为补,顺时针揉或运为泻。一般揉或运30~50次。

印堂

又名眉心、二门。掐眉心有镇惊安神、治疗惊厥的功效。治疗慢惊风,常与掐十王、掐人中、掐揉承浆等合用。揉眉心有疏风清热、明目通窍的功效。治疗感冒、头痛,常与开天门、推坎宫、揉太阳等配合使用。

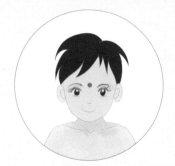

定位　在两眉之间,两眉内侧端连线的中点。

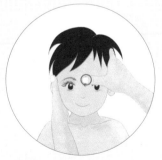

操作　术者用拇指甲在眉心处掐,掐3~5次,称掐眉心;用拇指或食指端揉,连续揉20~30次,称揉眉心。

百会

按揉百会可安神镇惊、升阳举陷。主治脱肛、脾虚泻、惊风、惊痫、头痛、目眩、遗尿等。治疗惊风、惊痫、烦躁等病症，多与清肝经、清心经、掐揉小天心等合用；由于其具有升阳举陷的作用，故常用于遗尿、脱肛等病症，与补脾经、补肾经等合用。

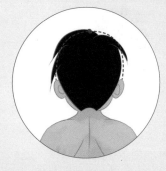

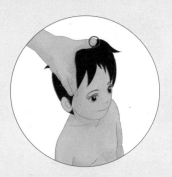

定位　在头顶前后正中线与两耳尖连线交会于头顶处。

操作　术者用拇指端按或揉，称按百会或揉百会。按 30~50 次，揉 100~150 次。

山根

掐山根可退热定痉、开窍醒神。主治惊风、昏迷、抽搐等病症，常与掐人中、掐老龙等合用。本穴还可用于望诊以诊断疾病，如小儿脾胃虚寒或者惊风时，此处常青筋显露。

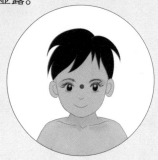

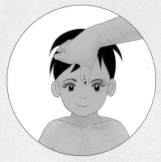

定位　两目内眦中间，鼻根低凹处。

操作　用拇指或食指甲掐，连续 5 次，称掐山根。

迎香

按揉迎香可宣通肺气、通鼻窍。主治感冒、慢性鼻炎、过敏性鼻炎等引起的鼻塞流涕、呼吸不畅等病症,多与清肺经、拿风池等合用。小儿面瘫嘴角歪斜时亦常用按揉迎香。

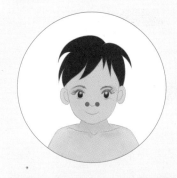

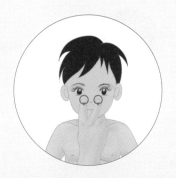

定位　鼻翼旁 0.5 寸,鼻唇沟中。

操作　术者用拇指或食、中二指按揉,称按揉迎香,按 3~5 次,揉 20~30 次。

人中

掐人中可交通阴阳、醒神开窍。该穴常用于急救,对于人事不省、窒息、惊厥或抽搐疗效明显,多与掐十宣、掐老龙等合用。

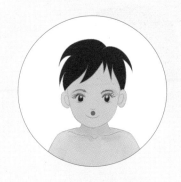

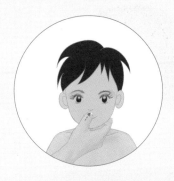

定位　鼻唇沟正中线上 1/3 与下 2/3 交点处。

操作　术者用拇指或食指指甲掐之,掐 3~5 次或醒后即止,称掐人中。

囟门

又名信风、囟会。揉、摩或推囟门有温通阳气、镇惊安神的功效。主治头痛、鼻塞、惊风等。

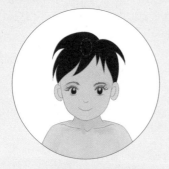

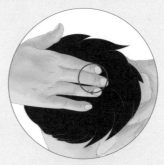

定位 百会前3寸,属督脉。从前发际正中引直线上至百会,百会前凹陷处。

操作 术者以全手掌或拇指腹面轻揉或轻摩(未闭合者,不宜用该法);或术者双手扶患儿头侧,两拇指自前发际向该穴交替推之,称推囟门。揉或推50~100次。

四神聪

又名神聪。揉四神聪可提神醒脑、镇惊安神。主治头痛、头晕、失眠、健忘、癫痫、脑瘫等神志疾病。

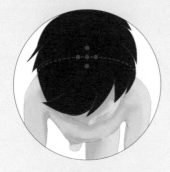

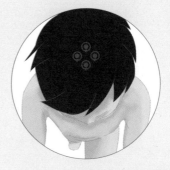

定位 百会前、后、左、右各1寸处,属经外奇穴。

操作 术者以一手食指、中指、无名指、小拇指指腹面,同时放在四穴上轻揉100~200次,或者用拇指分别轻揉四穴各100~200次,称揉四神聪。

耳后高骨

揉耳后高骨有疏风解表、安神除烦、镇惊的功效。主治感冒、头痛、烦躁不安、神昏、惊风等。若治感冒头痛，多与开天门、推坎宫、运太阳等合用。若治疗神昏烦躁等病症，多与清肝经、清心经、掐小天心、清天河水合用。

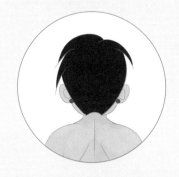

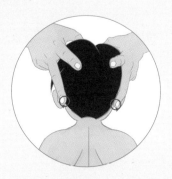

定位　耳后乳突下方凹陷处。

操作　术者用拇指或中指揉耳后乳突下凹陷中，揉 50~100 次，称揉耳后高骨。

风池

按揉风池可发汗解表、祛风明目、治头痛。主治感冒、发热、无汗、目眩、头项强痛等。本穴发汗效果显著，配合推攒竹、掐揉二扇门等，可增加发汗解表之力。

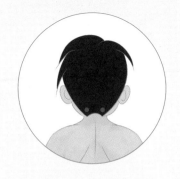

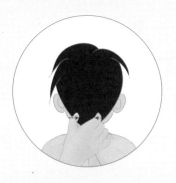

定位　位于项部，后发际下大筋外侧凹陷中。

操作　用拇指、食指按揉或者拿法，称为揉风池和拿风池，揉 20~30 次，拿 1~3 次。

天柱骨

推天柱骨有降逆止呕、祛风散寒、清热的功效。治疗外感发热、颈项强痛等病症多与拿风池、掐揉二扇门等配合使用；治疗呕恶多与横纹推向板门、揉中脘、揉足三里等合用。本穴还有清热的功效，可治中暑，用刮痧板蘸清水自上向下刮至局部皮下有轻度瘀血。

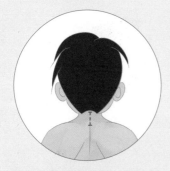

定位 从后发际到大椎成一直线。

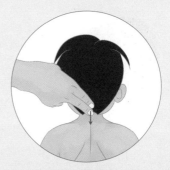

操作 术者用拇指或食、中二指并拢，用指面自上向下直推，称推天柱骨，推 250 次。

桥弓

拿或揉桥弓有舒筋活血、通经活络的功效。临床上主要用于治疗斜颈、项强等。

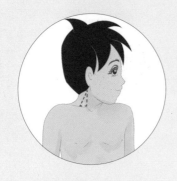

定位 在颈部，沿胸锁乳突肌成一直线。

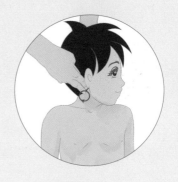

操作 术者用拇指或食、中二指揉，或用拇、食两指拿。一般揉 200~300 次，拿 5~10 次。

二、胸腹部穴位

天突

按揉天突可理气化痰、平喘降逆。点天突可催痰、催吐。治疗痰壅气急、咳喘胸闷、咳痰不畅、恶心呕吐,多与推揉膻中、补脾经、清胃经、揉中脘、顺运内八卦合用。

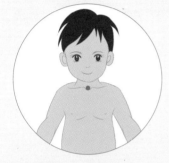

定位　胸骨上窝凹陷中。

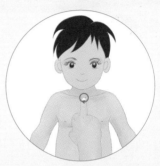

操作　术者用中指或拇指端按或揉该穴30 次,称按天突或揉天突。用中指端向下用力点 3~5 次,称点天突,动作宜快。

腹阴阳

分腹阴阳可降气、理气、消食。分腹阴阳治乳食停滞、胃气上逆引起的恶心、呕吐、腹胀、腹痛等病症,临床上多与顺运内八卦、推脾经、清胃经、按揉足三里、揉中脘等合用;治小儿厌食症多与推板门、顺运内八卦、摩腹、捏脊及四缝放血等合用。

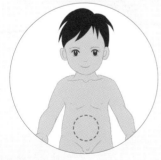

定位　腹部。

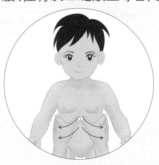

操作　术者用双手拇指从剑突起沿游离肋斜下分推至腹两侧,称分腹阴阳。

腹

摩腹可健脾和胃、理气消食、通便。摩腹补法能健脾止泻,用于脾胃虚弱、寒湿凝滞型腹泻;泻法能理气消食导滞、通便,用于治疗便秘、腹胀、厌食、伤食泄泻等,多与分腹阴阳同用;平补平泻则能和胃,以助消化,久摩之有强壮身体的作用,常与补脾经、捏脊、按揉足三里、按揉中脘合用,为小儿保健常法。

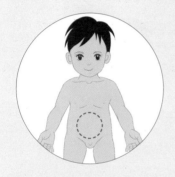

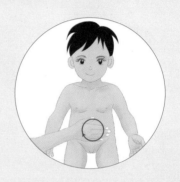

定位　腹部。

操作　术者用全手掌腹面或四指腹面轻贴腹部,以脐为中心,做环形运动,称为摩腹,逆时针为补,顺时针为泻,逆顺交替为平补平泻。

曲骨

掐曲骨可调节尿液。主要用于调节泌尿系统功能,可治疗遗尿、尿潴留、膀胱炎等疾病。

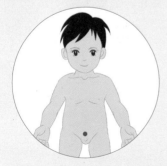

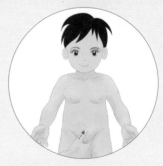

定位　脐正中直下5寸,耻骨上方正中线上。

操作　术者用拇指指甲端掐5~7次,称掐曲骨。

中脘

又名太仓、胃脘。揉中脘或摩中脘可健脾和胃、消食和中。主治食欲不振、呕吐、泄泻、腹胀、腹痛等病症,多与按揉足三里、推脾经、推胃经等合用。

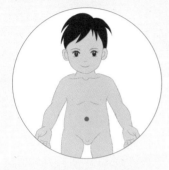

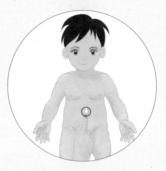

定位 前正中线上,脐上 4 寸,胸骨下剑突至脐连线的中点。

操作 患儿仰卧,术者用指端或掌根按揉中脘 200 次,称揉中脘。术者用掌心或四指摩中脘 5 分钟,称摩中脘。

神阙

又名脐。揉神阙有温阳散寒、补益脾胃、消食导滞的功效。常用治小儿腹泻、便秘、腹痛、疳积等病症,多与摩腹、推上七节骨、揉龟尾同用。

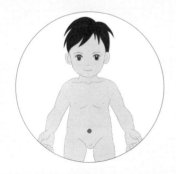

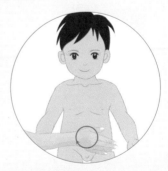

定位 肚脐正中。

操作 术者用掌根揉 150~300 次,称为揉神阙。用掌面或四指指面摩之,称摩神阙。

天枢

揉天枢可通调大肠、理气通滞、助消化。用治急慢性胃肠炎及消化功能紊乱引起的腹痛、腹胀、泄泻、呕吐、食积、大便秘结等病症,常与摩腹、揉脐、推上七节骨、揉龟尾、按揉足三里等同用。

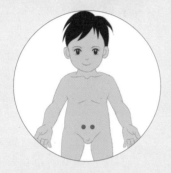

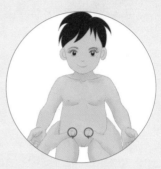

定位　平脐,左右各旁开2寸。

操作　术者用食指、中指或拇指端按揉二穴100次,称揉天枢。

肚角

拿肚角可健脾和胃、理气消滞、止痛,是治疗各种原因引起的腹痛的重要方法。主治脾胃不和引起的腹痛、便秘、腹胀、痢疾、夜啼等。若配合揉一窝风可加强止痛效果。

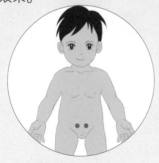

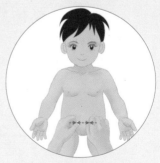

定位　腹部,位于肚脐下2寸与脐外2寸的交接点处。

操作　术者用双手拇指与食指、中指相对,向深处拿捏、上提后放松,拿3~5次,称拿肚角。

关元

按揉关元可培肾固本。常用于治疗小儿泌尿系统疾病,如遗尿、小便不通、尿频、淋证、下腹痛。临床上,治疗遗尿、尿频、癃闭常与补肾、揉二马合用;治疗尿少、尿赤,多与利小肠合用。

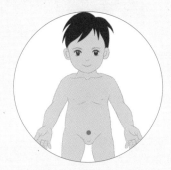

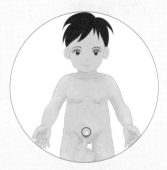

定位　脐下 3 寸。

操作　术者用拇、中指端点、按,3~5 次,称点按关元;或用拇、中指端揉 100~300 次,称揉关元。

膻中

揉膻中或分推膻中可宽胸理气、宣肺止咳。主治胸闷喉鸣、气喘、恶心、呕吐、呃逆、嗳气等。常与逆运内八卦、清四横纹、推板门、分腹阴阳合用。

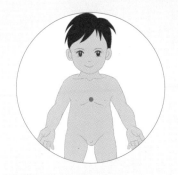

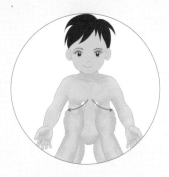

定位　在胸骨上,平第 4 肋间,两乳之间,属任脉。

操作　术者用拇指或中指端揉,揉 50~100 次,称揉膻中;或者用双手拇指从膻中向两边左右分推,50~100 次,称分推膻中。

气海

按揉气海可补元气、升清气、散寒止痛。主治遗尿、脱肛、疝气以及全身性虚证,是治疗各种腹痛的要穴,常与揉中脘、揉足三里合用。

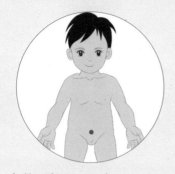

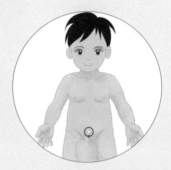

定位　脐下 1.5 寸。

操作　术者用拇指或中指按揉 200 次,称按揉气海。

三、腰背部穴位

七节骨

推上七节骨可温阳止泻,推下七节骨可泻热通便,主治泄泻、便秘、脱肛等。

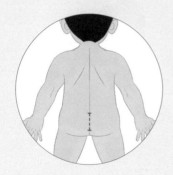

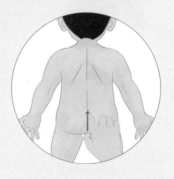

定位　第 4 腰椎至尾椎骨端成一直线。

操作　术者用拇指螺纹面着力,自下向上做直推法,称推上七节骨;自上向下做直推法,称推下七节骨,推 100 次。

龟尾

揉龟尾可调节大肠、通调督脉之气,主治泄泻、便秘、脱肛、遗尿等。临床上揉龟尾多与揉脐、摩腹、推七节骨等相配合,是治疗腹泻、便秘等病症的四大手法,使用时尤其要注意手法的补泻。

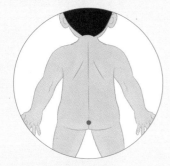

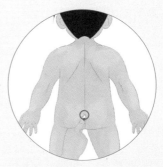

定位 在尾椎骨端。

操作 术者以食指或中指端揉 100 次,称揉龟尾。

脊

捏脊可调阴阳、理气血、和脏腑、通经络、退热。推脊可清热泻火。捏脊自下而上,可治疗发热、惊风、夜啼、疳积、腹泻、腹痛、呕吐、便秘以及五脏六腑虚弱性疾病。推脊柱自上而下,有清热泻火的作用,多与清天河水、退六腑等相配合,用于治疗发热、惊风、抽搐、夜啼等病症。

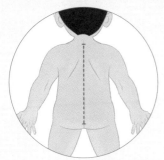

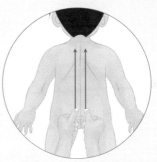

定位 自大椎至长强成一直线。

操作 患者俯卧,术者以拇指与食、中两指呈对称着力,自龟尾开始,双手一紧一松交替向上挤捏推进至大椎穴处,反复操作 3~5 遍,称捏脊;或术者以食、中两指螺纹面着力,自上而下在脊柱上直推100~200 次,称推脊。

大椎

揉大椎或捏挤大椎有清热解表、降逆止呕的功效,主治感冒、发热、咳嗽、百日咳、呕吐等。揉大椎常用于治疗感冒发热、无汗、头项强痛等病症,临床上常与揉太阳、开天门、推坎宫合用。捏挤大椎可用于治疗百日咳。用汤匙的光滑边缘蘸水或油,由大椎穴上下推之,可治中暑发热。

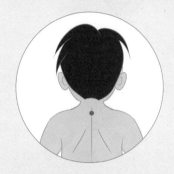

定位　在后正中线,当第7颈椎棘突下凹陷处,低头取之。

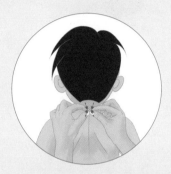

操作　术者用拇指或食指指端螺纹面,揉大椎50次,称揉大椎;或用双手拇指与食指对称着力,用力将大椎穴周围的皮肤捏起,进行挤捏,至局部皮肤出现皮下充血为度,称捏挤大椎。

肩井

拿肩井可发汗解表、行气活血,常用于治疗感冒、发热无汗、上肢活动不利、肩关节痛、背痛、颈项强直以及小儿肌性斜颈等病症。拿肩井常作为诸法操作完成的结束动作,称总收法。

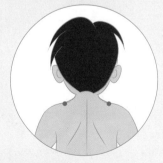

定位　在肩上,大椎穴与肩峰连线之中点,肩部筋肉处。

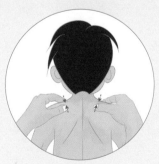

操作　患儿坐位,术者以双手拇指与食、中两指相对着力,稍用力一紧一松交替提拿该处筋肉3~5次,称拿肩井。

背部腧穴

定喘：在第7颈椎棘突下，旁开0.5寸处。揉定喘有疏风解表散寒，宣肺止咳平喘的功效。

肺俞：在第3胸椎棘突下，旁开1.5寸处。揉肺俞有止咳化痰、益气补肺、润燥通便的功效。

厥阴俞：在第4胸椎棘突下，旁开1.5寸处。揉厥阴俞有开胸理气的功效。

心俞：在第5胸椎棘突下，旁开1.5寸处。揉心俞有宽胸理气、通络安神的功效。

肝俞：在第9胸椎棘突下，旁开1.5寸。揉肝俞有疏肝利胆、理气明目的功效。

脾俞：在第11胸椎棘突下，旁开1.5寸处。揉脾俞有健脾和胃、消食祛湿的功效。

胃俞：在第12胸椎棘突下，旁开1.5寸处。揉胃俞有和胃健脾、理中降逆的功效。

三焦俞：在第1腰椎棘突下，旁开1.5寸处。揉三焦俞有调理三焦、利水强腰的功效。

肾俞：在第2腰椎棘突下，旁开1.5寸处。揉肾俞有滋阴壮阳、补益肾元的功效。

大肠俞：在第4腰椎棘突下，旁开1.5寸处。揉大肠俞有理气降逆、调和肠胃的功效。

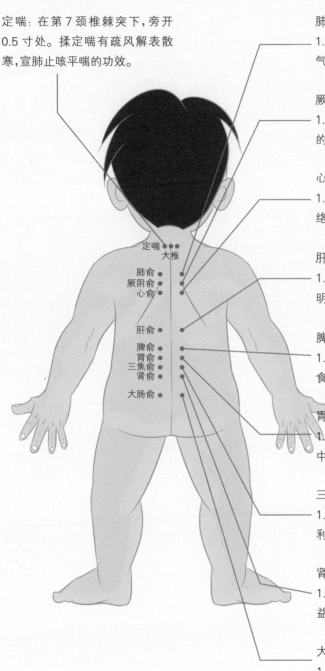

定喘
大椎
肺俞
厥阴俞
心俞
肝俞
脾俞
胃俞
三焦俞
肾俞
大肠俞

四、手臂部穴位

脾经

补脾经可健脾胃、补气血。清脾经可清热利湿、化痰止呕。清补脾经（平补平泻）可调和脾胃、活血顺气。主治积滞、腹泻、便秘、虚劳喘嗽、口舌生疮等。

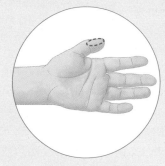

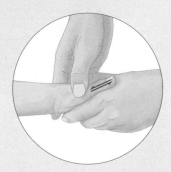

定位 拇指末节桡侧缘。

操作 屈指向心推之为补（不屈亦可），直指离心推之为清，来回推之为清补。

肾经

补肾经有补肾益脑、益气固脱、纳气定喘的功效。主治遗尿、脱肛、五更泻、肾虚咳喘、骨软无力、先天不足等。

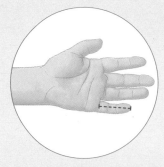

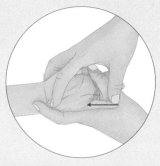

定位 小指掌面，指尖到指根成一直线。

操作 从小指指尖推到指根，称为补肾经，一般不用清法。

肝经

平肝有疏理肝气、发散外邪、平肝镇惊的功效。主治急慢惊风、小儿夜啼、伤风感冒、斑疹、头晕头痛、耳鸣等。

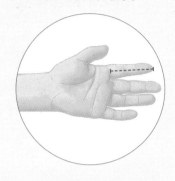

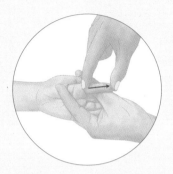

定位 食指掌面,指尖到指根成一直线。

操作 一般用清法,不用补法。其清法是从食指根起一直推到指端,称清肝经或平肝。

心经

清心经有清心安神、镇惊益智的功效。主治身热无汗、高热神昏、烦躁、夜啼等。

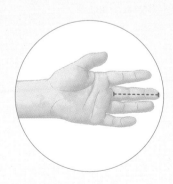

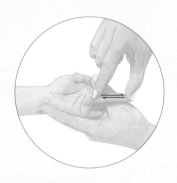

定位 中指掌面,指尖到指根成一直线。

操作 由指根推向指尖称清心经。从指端到指根来回推之,称为清补心经。心经一般用清法,不用补法。

肺经

补肺经可补益肺气。清肺经可宣肺清热、疏风解表、止咳化痰。主治感冒咳嗽、气喘痰鸣、自汗、盗汗、便秘等。

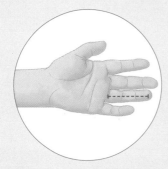

定位　无名指掌面，自指尖到指根成一直线。

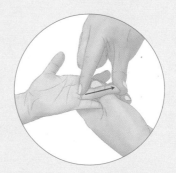

操作　从无名指指根推到指端，称清肺经；从无名指指端推到指根，称补肺经，但补法少用。同时清肝经、肺经，称平肝清肺。

胃经

清胃经可清脾胃积热、降气和胃、消导助运化。主治肚腹胀满、积滞腹痛、恶心呕吐、纳呆、便秘等。

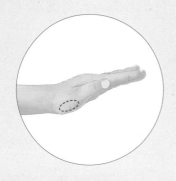

定位　大指掌面第二节，第一掌骨赤白肉际处。

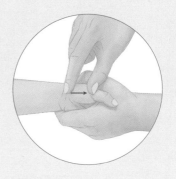

操作　自腕部掌边离心方向推至大指根，称清胃经；反之则为补法，临床一般用清法。

大肠经

清大肠可清利肠腑,补大肠可固肠涩便。清大肠主治腹泻、便秘、积滞等。补大肠常用于治疗脾虚泻。

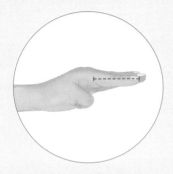

定位　食指桡侧缘,自指尖到指根成一直线。

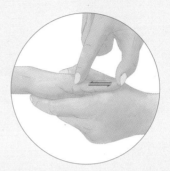

操作　由食指指根推向指尖为清大肠,由指尖推向指根为补大肠,来回推为清补大肠。一般不专用补法。

小天心

揉小天心可镇惊、清热、明目、利尿。捣小天心可镇惊安神。临床上主要用于治疗感冒、发热、目赤肿痛、口舌生疮、斜视、夜啼、惊证、慢惊风等。眼睛向上下左右翻或向两边斜,治疗时向相反方向捣小天心,如左斜向右捣,上翻向下捣,纠正即止。

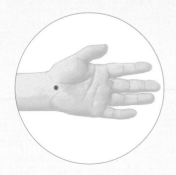

定位　大小鱼际交接处凹陷中。

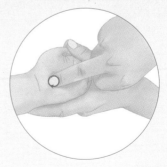

操作　术者一手持患儿四指以固定,掌心向上,另一手中指端揉100次,称揉小天心;用中指尖或屈曲的指间关节捣30次,称捣小天心。

板门

揉板门可清热凉膈、消食化积。主治食积、食滞、腹胀、腹泻、嗳气、呕吐等。常与推小横纹、按揉足三里、按揉中脘等合用。

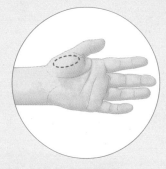

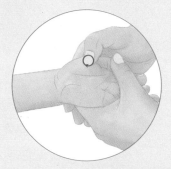

定位　手掌大鱼际部。

操作　术者用拇指螺纹面揉按手掌大鱼际平面,称揉板门。

内劳宫

揉内劳宫有清热除烦的功效。临床主要用于治疗口舌生疮、身热烦渴、小便短赤等病症,常与清小肠、清心经、掐揉小天心等同用。

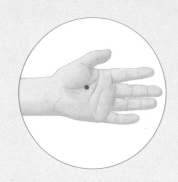

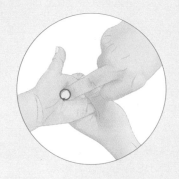

定位　掌心中,第2、第3掌骨之间,握拳屈指时中指指尖处。

操作　术者一手将患儿手固定,另一手以拇指端或中指端揉,揉100次,称揉内劳宫。

内八卦

顺运内八卦可宽胸理气,止咳化痰,行滞消食。常用于治疗腹胸胀痛、咳嗽气喘、百日咳、积滞、纳呆、泄泻等。逆运内八卦可降气平喘、和中健胃,常用于治疗呕吐、食欲不振等。

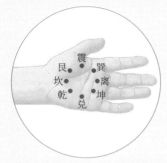

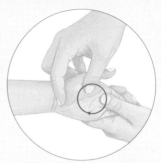

定位　手掌面,以内劳宫为圆心,从圆心至中指根横纹的 2/3 处为半径画圆,八卦穴即在此圆周上。

操作　术者一手持患儿四指,掌心向上,用拇指螺纹面做运法,运 50 次,称运八卦,顺时针为顺运内八卦,逆时针为逆运内八卦。运至离宫时宜轻按。

四横纹

掐四横纹可清热除烦、祛瘀散结。推四横纹可行气和中、调气血、除胀满。临床上常用于治疗腹胀、腹痛、干咳少痰、积滞、纳呆、便秘、泄泻等。

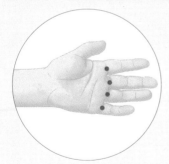

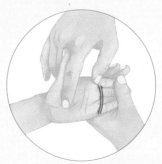

定位　掌面食指、中指、无名指、小指第一指间关节横纹处。

操作　术者一手持患儿四指指尖固定,另一手拇指甲自食至小指依次掐揉,掐 5 次,称掐四横纹。术者一手将患儿四指并拢,用另一手大指螺纹面从患儿食指横纹处至小指横纹处来回推,推 300 次,称推四横纹。

分阴阳

分阴阳有平衡阴阳、调和气血、行滞消食的功效。主要用于治疗急慢惊风、乳食积滞、胸膈满闷、身热不退、烦躁不安等。

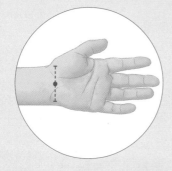

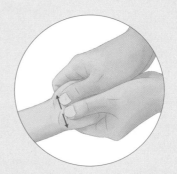

定位　在手掌根部,自小天心处向两旁分至阳池、阴池。

操作　术者用两拇指螺纹面从穴位中点向左右分推,推 100~150 次,称分阴阳,又称分推大横纹。

合阴阳

合阴阳有理气血、化痰散结的功效。临床上主要用于治疗痰涎壅盛、痰结咳喘、胸膈满闷等。

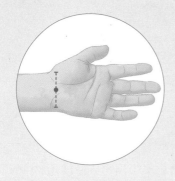

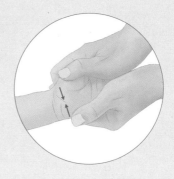

定位　在手掌根部,自两侧阳池、阴池合至小天心处。

操作　术者用两拇指螺纹面从两侧阳池、阴池向小天心方向合推,推 100~150 次,称合阴阳,又称合推大横纹。

六腑

退六腑可清脏腑之实热、消积导滞。主治感冒发热、壮热不退、便秘、积滞、腹泻等。本穴与三关为大寒大热要穴,可两穴配用,也可单用。若气虚体弱、畏寒怕冷,可单用推三关,如高热烦渴、发斑等可单用退六腑。两穴合用能平衡阴阳。如寒热夹杂,以热为主,则可以退六腑与推三关之比 3:1 推之,如退六腑 300,推三关 100；若以寒为重,则可以退六腑与推三关之比 1:3 推之。

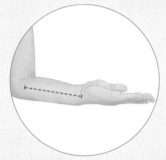

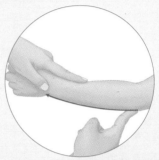

定位　前臂尺侧,从腕横纹至肘横纹成一直线。

操作　术者一手固定患儿腕部,另一手拇指或食指、中指指腹自肘横纹推向腕横纹,推 300 次,称推六腑或退六腑。

天河水

清天河水有清热解表、镇惊安神、泻火除烦的功效。打马过天河清热之力大于清天河水,多用于高热实证。主治感冒发热、惊慌不安、口舌生疮、烦躁不寐、小便短赤等。心经有热诸证皆可用之。

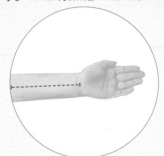

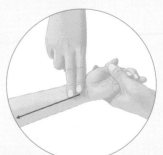

定位　前臂掌侧正中从腕横纹至肘横纹成一直线。

操作　术者一手持患儿手,另一手食指、中指指腹自腕横纹推向肘横纹 300 次,称清天河水。

三关

推三关有温阳散寒、培补元气、发汗解表的功效。主治四肢厥冷、食欲不振、面色无华、疳积、呕吐、泄泻等病症，多与补脾经、补肾经、揉命门等合用。还可治疗风寒感冒，多与清肺经等合用。

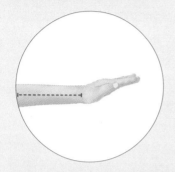

定位　前臂桡侧，从腕横纹至肘横纹成一直线。

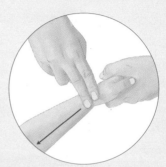

操作　术者一手握持患儿手，另一手以拇指桡侧面或食指、中指指腹自腕横纹推向肘横纹，推 300 次，称推三关。

小横纹

又名掌小横纹。揉小横纹有化痰止咳、宽胸散结、清利湿热的功效。主治咳嗽、顿咳、肺炎、喘息、积滞、口疮等。该穴是治小儿百日咳、肺炎的要穴，可治疗肺部湿性啰音。揉掌小横纹经常用于治疗喘咳、口舌生疮等，治喘咳常与清肺经、退六腑同用；治疗口舌生疮常与揉小天心、清胃经、清心经、清天河水等同用。揉小横纹还有宽胸理气散结之效，小横纹配小天心多揉，可用于缓解肝区疼痛。

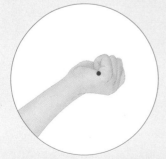

定位　在掌面小指根横纹下，纹中偏外处。

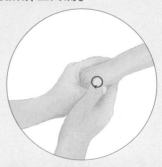

操作　术者一手持患儿的手背，另一手中指或拇指端按揉患儿掌小横纹处，揉 100~500 次，称揉小横纹。

外劳宫

掐揉外劳宫有温阳散寒、升阳举陷、发汗解表的功效。本穴性温热,可用于一切寒证,不论外感、内伤皆宜。临床常用于治疗外感风寒、鼻塞流涕、完谷不化、腹痛肠鸣、泄泻、痢疾、疝气、脱肛等病症。该穴有升阳举陷之功,亦可用于治疗气虚下陷之脱肛、遗尿,常与补脾经、补肾经、揉关元等合用。

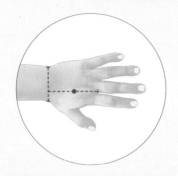

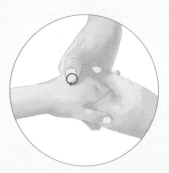

定位　在手背中央,与内劳宫相对处。

操作　术者一手持患儿四指令掌背向上,另一手以拇指或中指指端揉之,揉100次,称揉外劳宫。

外八卦

运外八卦有理气宽胸、散结消滞的功效。常用于治疗气滞胸闷、腹胀、便秘等病症。临床上,多与摩腹、揉脐、揉中脘、揉膻中等合用。

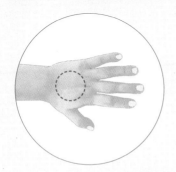

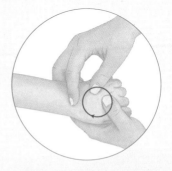

定位　在掌背,与内八卦相对处。

操作　术者一手持患儿四指令掌背向上,另一手拇指顺(逆)时针方向运外八卦,运100次,称顺(逆)运外八卦。

肾顶

掐肾顶可补肾固元,临床上常用于治疗肾虚骨弱、自汗、盗汗等病症。

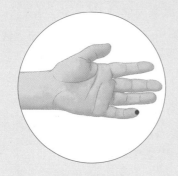

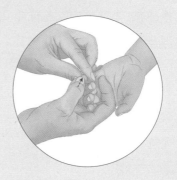

定位 在小指顶端处。

操作 术者一只手夹持住患儿小指端,另一只手拇指指甲掐小指指尖,掐 30 次,称掐肾顶。

二人上马

又名二马。掐揉二人上马有温肾阳、清虚热的功效。主治腰膝酸软、虚劳发热、久泻不止、夜啼、遗尿、淋证。二马有补肾的作用,配合补肾、补脾使用,能补虚扶正,常用于腰膝酸软、久病体虚等。

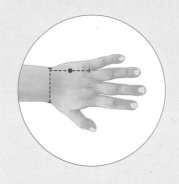

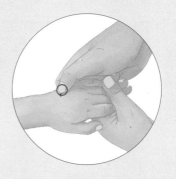

定位 在掌背小指、无名指两掌骨中间,由指根至腕横纹之掌骨二分点偏下,取凹陷处。

操作 医者一手握住患儿手,使手心向下,再以另一手拇指或中指指面揉之,称揉二人上马。

十宣

又名十王。掐十宣有清热醒神开窍的功效。主治高热惊风、抽搐、烦躁不安、精神恍惚、昏厥、两目上视等病症。多与掐人中、掐老龙、掐少商、捣小天心等合用。

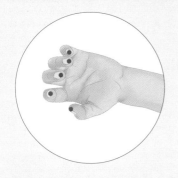

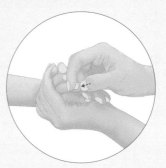

定位　在两手十指指尖，近甲缘处。

操作　术者一手握患儿的手，使手掌向外，手指向上，以另一手拇指甲逐指掐之，各掐 3~5 次，或醒后即止，称掐十宣。

五指节

掐五指节可镇惊安神、祛风通窍。揉五指节可祛风痰。掐五指节主要用于惊惕不安、惊风抽搐等病症，多与清肝经、清心经、掐老龙、掐十宣等合用；揉五指节主要用于痰喘、胸闷、咳嗽等病症，多与推揉膻中、补脾经、顺运内八卦等合用。

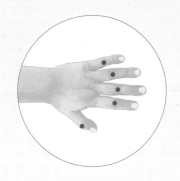

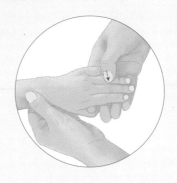

定位　在手背，五指第一指间关节处。

操作　术者一手握患儿手，使掌面向下，另一手拇指甲从患儿小指至拇指依次掐之，各掐 3~5 次，称掐五指节；或以拇指、食指揉搓之，揉搓 30~50 次，称揉五指节。

一窝风

揉一窝风有发散风寒、温中行气、通络止痛的功效。主要用于治疗伤风感冒、一切腹痛、痹痛、急慢惊风等。临床上,用于治疗腹痛时,多与拿肚角、推三关、揉中脘、摩腹、揉脐等合用。

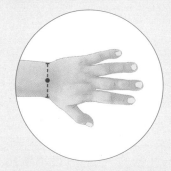

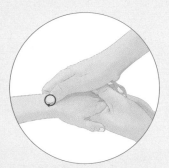

定位　在手背,腕横纹中央之凹陷中。

操作　术者一手握持患儿的手,另一手以中指或拇指端按揉穴处,揉 100 次,称揉一窝风。

二扇门

掐二扇门可发汗解热、安神止痉。主治伤风、感冒、发热无汗、急惊、抽搐、口眼歪斜等。因该穴性温,发散之力强,易耗伤阳气,故对体虚患儿慎用。

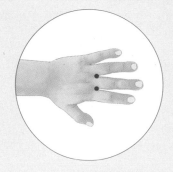

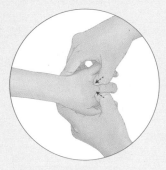

定位　在手背中指本节(掌指关节)两旁陷凹中。

操作　令患儿手掌向下,术者先以手托住患儿手掌,然后以两拇指指甲于本穴同时掐之,掐 3~5 次,称掐二扇门。用食指、中指指端揉之,称揉二扇门。

威灵

掐威灵可开窍醒神。主治耳鸣、头痛、急惊暴死、昏迷不醒。临床上，主要用于急救，掐之有声可治，掐之无声难治。常与掐精宁、掐老龙、掐十宣同用，加强开窍醒神作用。

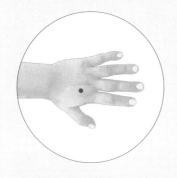

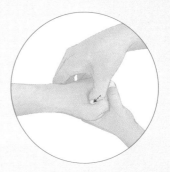

定位　在手背外劳宫旁，第2、第3掌骨交缝处。

操作　术者一手持患儿四指，令掌背向上，另一手拇指或中指甲掐穴处，掐5次，或醒后即止，称掐威灵。

精宁

又名精灵。掐精宁有行气破积、化痰消痞的功效。主治痰喘、气急、干呕、痞积等。还可用于急救，治疗急惊昏厥，多与掐威灵合用，以加强开窍醒神之作用。

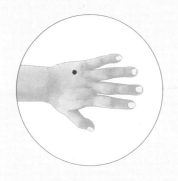

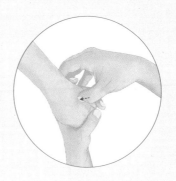

定位　在手背，外劳宫旁，当无名指与小指掌指关节后，第4、第5掌骨之间。

操作　术者一手持患儿四指，令掌背向上，另一手拇指或中指甲掐穴处，掐5次，称掐精宁。

端正

掐端正多用于治疗小儿惊风,常与掐老龙、清肝经等配合。揉端正可升提止泻,降逆止呕。揉右端正能降逆止呕,主要用于胃气上逆引起的恶心呕吐等病症;揉左端正有升提作用,主要用于泄泻、痢疾等病症。用于止泻多与补脾、揉外劳宫等合用;治疗呕吐多与逆运内八卦、清补脾、揉板门合用。

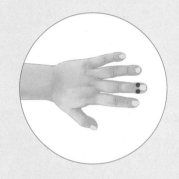

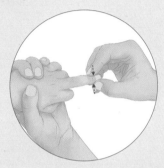

定位 在中指末节两侧,指甲根旁 0.1 寸许,桡侧称左端正,尺侧称右端正。

操作 术者一手固定患儿中指掌面,另一手拇指、食指指甲对掐,掐 5 次,称掐端正;或用拇指、食指螺纹面对揉,揉 50 次,称揉端正。

老龙

掐老龙有醒神开窍、镇惊止痉的功效。主要用于治疗急性暴死、昏迷不醒、高热抽搐、烦躁不安等。用于急救,掐之知痛有声有泪者易治,不知痛而无声者,一般难治。

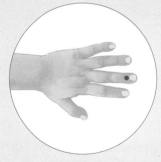

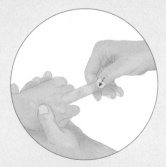

定位 在中指背部,第 1 节指甲根正中,离甲根 0.1 寸处。

操作 术者一手握持患儿的手,另一手以拇指甲掐,掐 3~5 次,称掐老龙。

总筋

揉总筋可通调全身气机。掐总筋能清热散结、镇惊止痉。常用于治疗心经实热证，以及口舌生疮、潮热、肠鸣吐泻、夜啼、惊风抽搐、小便短赤等。临床上，掐总筋治疗惊风抽搐，常与掐人中、掐老龙等同用；治疗口舌生疮、夜啼等实热证，常与清天河水、清心经、清肝经等合用。

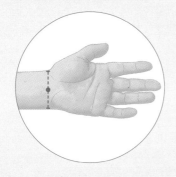

定位　在手腕掌侧横纹中部。

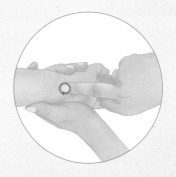

操作　术者一手持患儿四指以固定，另一手拇指或中指端按揉总筋穴 50 次，称揉总筋；或者用拇指甲掐 5 次，称掐总筋。

少商

掐少商有清热利咽、开窍醒神的功效。常用于治疗感冒发热、咽喉肿痛、心烦、口渴、昏迷、癫狂、窒息等病症，其中治疗昏迷、癫狂、窒息可与掐人中同用。

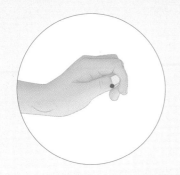

定位　拇指末节桡侧距指甲角约 0.1 寸处。

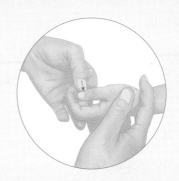

操作　术者一手持患儿拇指以固定，另一手以拇指甲掐穴位处，掐 3~5 次，称掐少商。

五、下肢部穴位

涌泉

揉涌泉能引火归元、引热下行、退虚热。常用于治疗头痛、惊风、吐泻、小便不利、面赤、五心烦热、夜啼等。治疗实热证,可与清天河水、退六腑合用。治疗阴虚火旺证,可配伍揉内劳宫、补肾经等。揉涌泉还能止吐泻,左揉止吐,右揉止泻。

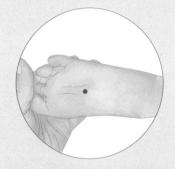

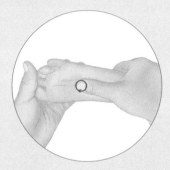

定位　在足底,屈足蜷趾时足心最凹陷中。

操作　术者以左手托住患儿足跟,再以右手拇指面揉之,称揉涌泉。以拇指向足趾方向推之,称推涌泉。

足三里

揉足三里能健脾和胃、强身健体,主治腹胀、腹痛、泄泻、呕吐、下肢痿软等,是常用的保健穴位。

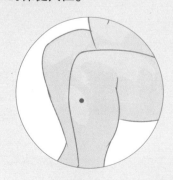

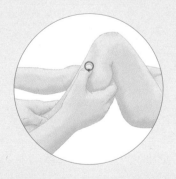

定位　外膝眼下3寸,胫骨外侧约一横指处。

操作　术者以拇指螺纹面按揉,揉50次,称按揉足三里。

丰隆

揉丰隆有化痰平喘的功效，主治痰鸣气喘、咳嗽痰多，常与合阴阳、四横纹、清肺、清补脾配用。

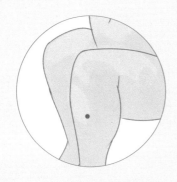
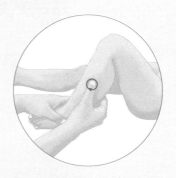

定位 外踝尖上8寸，胫骨前嵴外两横指。

操作 术者用拇指或中指端揉，30~50次，称揉丰隆。

箕门

推箕门有健脾渗湿、清热利尿的功效，主治小便不利、小便短赤、尿潴留等。若治尿潴留，可用推箕门加按关元穴，可先推箕门300~500次，再按关元，即可排尿。

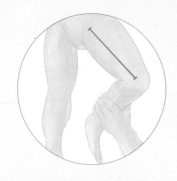
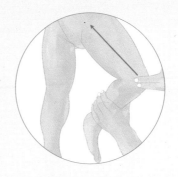

定位 在大腿内侧，膝盖上缘至腹股沟部成一直线。

操作 令患儿仰卧，术者一手扶患儿膝部，另一手食指、中指并拢，自膝关节内侧向上推至腹股沟，推200~500次。

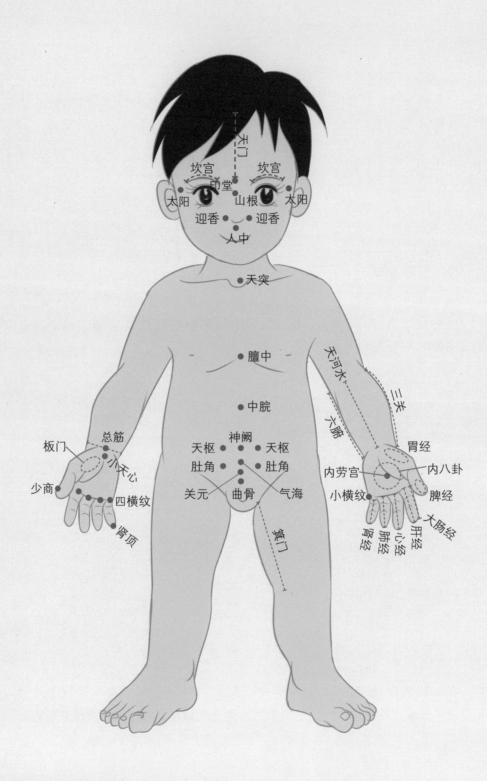

第 **3** 章

小儿推拿常用手法

　　小儿推拿手法是指在推拿过程中按照一定要求在穴位上进行的不同操作的方法，它是小儿推拿两大基本要素（手法和穴位）之一，手法的熟练程度、精确与否直接影响推拿效果。

　　小儿推拿手法的基本要求是：轻快柔和、平稳着实。轻是指手法操作时所用的力度轻，快是指手法操作时所用的频率快，柔和是指操作手法要均匀柔和，平稳是指在操作时手法所用的力度和频率要始终如一，着实是指手法操作时要紧贴穴位的表面，有轻而不浮之意。需要注意的是，由于小儿的皮肤经络发育还没健全，脏腑发育程度也远不如成年人，全身都十分娇弱，按摩手法不对或者用力不当容易伤及幼儿。小儿的推拿动作要轻柔，并且适当的缓慢，一般以揉、推、捏、搓为主。关节是不可随便乱拉、抖、摇、扳，身体也尽量不能用点压法。

　　在临床应用中，小儿推拿手法常与具体穴位结合在一起。如清心经、补肾经、掐二扇门、摩腹、运内八卦等。捏脊法等刺激性较强的手法，一般应放在最后操作，以免影响患儿情绪，耽误治疗。

一、常用基本手法

　　常用的基本手法包括推法、揉法、摩法、按法、拿法、摇法、运法、捣法、捏法、擦法、掐法、松振法等手法。每种手法都有规范的操作方法和适应症状,具有针对性,同时作用较为局限,往往需要根据小儿病症,使用多种手法共同配合来取得理想的效果。

◎ 推法

　　推法是指用拇指或食指、中指的螺纹面或拇指桡侧缘着力,附着在患儿体表一定的穴位或部位上,做直线或旋转推动的手法。临床上根据操作方向的不同,可分为直推法、分推法、旋推法、合推法四种。推法有调阴阳、和脏腑、理脾胃、宣肺理气、化痰解表等作用。在具体操作上,推动的方向与补泻有关,应根据不同部位和穴位来定。操作时可蘸取少量介质,防止皮肤擦伤。

(1)旋推法

　　以拇指螺纹面在一定的穴位上做顺时针或逆时针方向旋转推摩,每分钟150~200次。

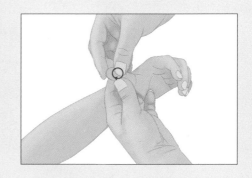

　　¤ 动作要领

　　①手法轻柔,不得带动皮下组织;

　　②操作时速度较运法快,用力较指揉法轻;

　　③推时仅靠拇指小幅度运动,不可有肘、肩关节大幅度运动。

　　¤ 临床应用

　　旋推法主要用于手部五经穴及面状穴位,如旋推脾经等。

（2）直推法

以拇指螺纹面或桡侧缘，或食指、中指二指螺纹面在操作部位做单方向直线推动，频率每分钟 200~300 次。

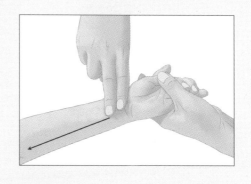

¤ 动作要领

①直推操作时，着力指面要与操作穴位或部位贴紧；

②用力要着实，而又不可滞涩，动作要轻快连续，以推后皮肤不发红为佳；

③在皮上进行操作，不要推挤皮下组织；

④可用一手或双手向上或向下推，但必须以直线推行。

¤ 临床应用

直推法适用于小儿推拿特定穴中的线状穴位，多用于头面部、四肢部、脊柱部，如推三关、开天门等。

（3）分推法

以双手拇指螺纹面或桡侧缘，或食指、中指二指螺纹面，自穴位或部位的中间向两旁做分开推动，称为分推法，一般每分钟 200~250 次。

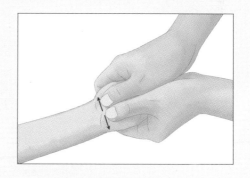

¤ 动作要领

①向两旁分推时，动作应轻、快，不可重、滞；

②双手用力要均匀一致，切忌忽大忽小。

¤ 临床应用

分推法适用于头面部、胸腹部、肩胛部等，如分推膻中、分阴阳、分推肩胛骨等。

（4）合推法

以双手拇指螺纹面或双掌，自穴位或部位的两旁向中间做相对方向的直线或弧线推动，频率每分钟200~300次。

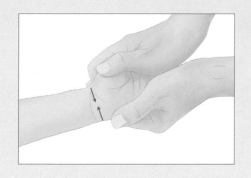

¤ 动作要领

①本手法操作方向与分推法相反；

②操作时用力要均匀，轻快柔和，平稳着力于皮肤，不能使皮肤向中间起皱。

¤ 临床应用

合推法适用于头面部、胸腹部。如合阴阳，有行痰散结等作用。

◐ 摩法

以食指、中指、无名指、小指的螺纹面或手掌掌面着力，附着在患儿体表一定的部位或穴位上，以腕关节带动前臂，做环形而有节律的抚摩运动，称为摩法，分为指摩法与掌摩法两种。

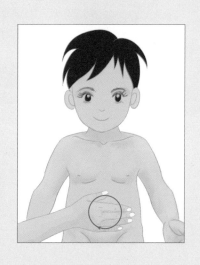

以指面或掌面着力，附着在患儿体表一定的部位或穴位上，前臂主动运动，通过腕关节做顺时针或逆时针方向的环形摩动。

¤ 动作要领

①动作要和缓协调，用力轻柔、均匀；

②用力不应过于沉滞而带动皮下组织，频率在每分钟120次左右。

¤ 临床应用

指摩法和掌摩法主要适用于胸腹、胁肋部，刺激轻柔和缓，可宽胸理气、消积除胀满，治疗胸闷气滞、脘腹疼痛、食积胀满等病症。

◯ 揉法

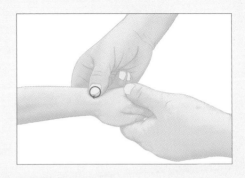

以手指螺纹面、手掌大鱼际、掌根着力，吸定于治疗部位或穴位上，做轻柔和缓的顺时针或逆时针方向的环旋运动，并带动该处的皮下组织一起揉动。

根据着力部位不同，揉法分掌根揉法、拇指揉法、中指揉法、二指揉法和三指揉法。

¤ 动作要领

①术者手腕放松，以腕关节带动前臂一起做回旋活动；

②动作要轻柔，但应使治疗部位的皮下组织一起揉动，以达到治疗效果；

③一般每分钟 120~160 次。

¤ 临床应用

拇指或中指揉法适用于全身各部位或穴位；食指、中指的双指揉法适用于肺俞、脾俞、胃俞、肾俞、乳根、乳旁、天枢等穴位；三指揉法适用于胸锁乳突肌及脐、天枢穴；掌根揉法适用于腰背部、腹部，如揉中脘等。

◯ 按法

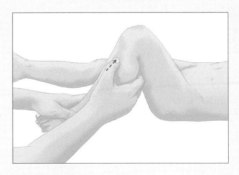

以手指或手掌着力，附着在一定的穴位或部位上，逐渐用力向下按压，按而留之或一压一放地持续进行，称为按法。根据着力部位不同分为指按法和掌按法。本法刺激性较强，常与揉法同用，组成按揉复合手法。

用拇指螺纹面、指端或掌面、掌根着力，吸定在患儿治疗穴位上，垂直用力，向下按压，按而留之，然后放松，再逐渐用力向下按压，如此一压一放反复操作。以拇指指端按压又称为指针法。

¤ 动作要领

①操作时,按压的方向要与穴位垂直,必须垂直施力;

②按压的力量要由轻到重,逐渐增加,平稳而持续,并且一压一放,反复操作;

③按压某一穴位时,不可有移动。

¤ 临床应用

全掌按法适用于面积大而又较为平坦的部位,如胸腹部、腰背部等;拇指按法适用于全身;三指按法适用于胸腹部;屈指按法适用于关节、骨缝处位置较深的穴位;鱼际按法作用柔和,适用于头面、胸腹部。

◎ 拿法

术者以拇指与食指、中指相对夹捏住穴位处的肌筋,逐渐相对用力,并做一紧一松的拿捏动作,称为拿法。本法刺激性强,常与其他手法配合使用,可疏通经络,调节全身气血。

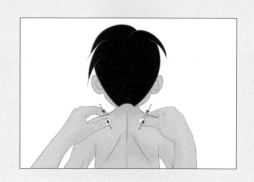

操作时以单手或双手的拇指与食指、中指螺纹面的前 1/3 处相对着力,夹持住某一部位或穴位处的肌筋,并进行一紧一松的、轻重交替的提捏动作。

¤ 动作要领

①手指着力部分要贴紧患儿被拿穴位处的肌肤;

②用力要由轻而重,逐步渗透,动作要柔和而灵活;

③操作应有连贯性;

④力度应深透筋肉,不可留于皮肤表面。

¤ 临床应用

主要适用于颈项、肩部、腹部、四肢部,常用穴位有拿肩井、拿委中等。

◯ 摇法

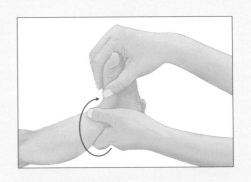

将患儿肢体关节做被动的、柔和的环形旋转运动，称为摇法。操作时以一手托握住患儿关节的近端肢体，用另一手握住患儿关节的远端肢体，做缓和的顺时针或逆时针方向的环形摇动或摆动。

¤ **动作要领**

①医者两手要协调配合；

②动作宜缓、宜轻；

③用力要稳，摇动的方向及幅度切不可超过生理功能允许的范围；

④摇动时应放松关节。

¤ **临床应用**

适用于肩、肘、腕关节及膝关节等，主要用于治疗关节活动不利，或关节痹症、肌肉疼痛。

◯ 擦法

以手在患儿体表做直线往返摩擦运动，称为擦法，分为掌擦法、大鱼际擦法、小鱼际擦法、指擦法等。

操作时以全手掌、大鱼际、小鱼际、拇指指腹部紧贴体表治疗部位，腕关节伸直，使前臂与手掌相平，以肘关节为支点，前臂做主动屈伸运动，使着力部位在体表做上下方向或左右方向的直线往返摩擦移动，使产生的热能深透到深层组织。

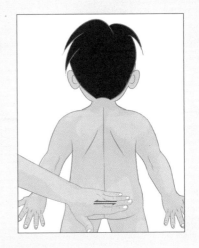

ㅁ 动作要领

①压力要适中。压力过重时,产热过快,热能不能深透,且易擦破皮肤。压力过轻时,热能不能积聚,同样不能深透。

②直线往返摩擦,用力要稳。不可歪斜,以免影响热能深透和出现手法意外。

③直线距离要拉得长,如拉锯状,动作要均匀连续,使热能积聚。

④施术部位涂少许润滑剂或冬青膏等介质,既可防止皮肤被擦破,又可使热能深透,提高手法治疗的效果。

⑤操作时要保持呼吸自然,切忌屏气,以免造成自身屏气伤。

⑥擦法使用后,一般不再施行其他手法,以免破皮。

⑦摩擦频率一般控制在每分钟100~120次。

ㅁ 临床应用

本法可产生温热刺激,适用于虚寒证,可温通经络、行气活血。掌擦法用于肩背、胸胁部;大鱼际擦法用于四肢、肩胛骨上部;指擦法用于头面、四肢穴位等。

◯ 运法

以拇指螺纹面或食指、中指的螺纹面在患儿体表某一穴向另一穴,或在一穴周围做环形或弧形移动,称为运法。

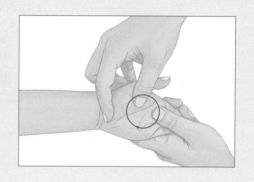

操作时以拇指或食指、中指的螺纹面着力,轻附着在治疗部位或穴位上,做由此穴向彼穴的弧形运动,或在穴周做周而复始的环形运动,频率为每分钟80~120次。

¤ 动作要领

①用力宜轻不宜重,作用力仅达皮表;

②只在皮肤表面运动,不带动皮下组织;

③运法的操作较推法和摩法轻而缓慢,而幅度较旋推法大;

④不同方向的运法具有不同的补泻作用,临床应结合具体病情灵活运用。

¤ 临床应用

多用于弧线形穴位或圆形面状穴位。

捣法

术者以中指指端,或食指、中指屈曲后第 1 指间关节突起部,有节奏地捣击穴位的方法。

操作时,术者用手指指端或食指、中指屈曲后的第 1 指间关节突起部着力,其他手指屈曲相握;通过腕关节的屈伸运动,带动着力部位有节奏地叩击穴位 20~40 次。

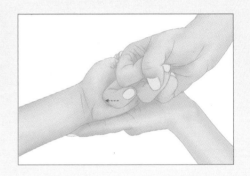

¤ 动作要领

①捣击时取穴要准确;

②发力要稳,而且要有弹性;

③捣后迅速抬起,犹如蜻蜓点水。

¤ 临床应用

适用于手部小天心穴及承浆穴,是镇惊安神的重要手法,常用于治疗小儿惊风、抽搐、夜啼等。

⊙ 掐法

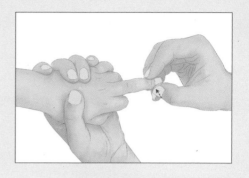

以拇指指端爪甲部掐一定穴位或部位,逐渐用力切掐,可持续用力也可间歇用力。有镇惊、醒神、开窍之功。注意:不要长久用力,以免掐破皮肤。

　□ 动作要领

①掐法是强刺激手法之一;

②要逐渐用力,达深透为止;

③不要掐破皮肤;

④掐后应轻揉局部,以缓解不适感。

　□ 临床应用

本法具有定惊醒神、通关开窍的作用,适用于头面部、手足部点状穴位,以救治小儿急性惊证,如掐人中等。临床常与揉法合用,称掐揉法。

⊙ 松振法

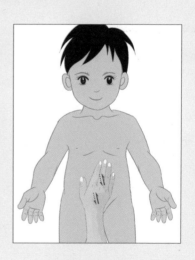

术者取坐位,肘关节自然屈曲,以前臂肌肉的不自主痉挛带动腕关节小幅度、高频率的屈伸运动,使产生的振动通过手掌或指端持续作用于腹部和穴位。

　□ 动作要领

(1)用掌心对神阙穴,其余四指自然张开;

(2)操作时要求沉肩、垂肘、松腕;

(3)做连续快速地颤动;

(4)频率要求每分钟 200~300 次。

　□ 临床应用

本法具有调畅气机、调和阴阳的作用,适用于腹部,以治小儿多种疾病,如神志疾病、消化疾病、发育迟缓等。

二、常用复式手法

　　复式手法是小儿推拿里的特定操作方法,它是由两种或者多种手法复合而成,并在一个或多个穴位上,按一定顺序进行的。复式手法在历代医家著作中名称众多,记载不一。有的名同法异,有的名异法同。但在临床中,这些手法至今都发挥着重要作用。

◎ 摩揉法

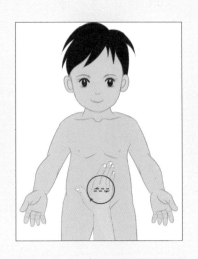

　　摩揉法是摩法和揉法相结合的手法,以摩为主,以揉为辅,通过大鱼际、小鱼际在腹部交替做小范围环旋摩揉动作的手法。操作时,患者取仰、俯卧位,术者坐位,以肩关节为支点,通过肘关节旋转带动腕关节完成小鱼际向内摩揉,再由掌根过渡到大鱼际向外摩揉,推收交替地旋转摩揉操作。

　　¤ 动作要领

　　(1)用力介于摩法和揉法之间,操作时以摩为主,以揉为辅,轻微带动皮下组织;

　　(2)术者需保持身体协调,肩部适度外展,肘部屈曲,腕部放松,五指放松微屈,以肩带肘,以肘带腕,以腕带动大、小鱼际的推收旋转运动;

　　(3)摩揉要快,移动要慢,使局部温热内透,频率一般控制在每分钟120次左右;

　　(4)摩揉大面积操作时,形成边逆时针摩揉,边顺时针运动,由此形成了摩揉并用,补泻并重的特点。

　　¤ 临床应用

　　本法具有通调脏腑,补泻并重的作用。临床主要用于治疗小儿各类脏腑疾病和保健。

◐ 黄蜂入洞

¤ 动作要领

（1）患儿取坐位；

（2）一手轻扶患儿头部,使之相对固定；

（3）另一手食指、中指二指指端,紧贴患儿鼻翼两侧,夹住鼻翼根部,以腕关节为主动,带动着力部位做上下反复揉动,一般揉动 50~100 次。

¤ 临床应用

本法具有发汗解表、宣肺通窍的作用。临床主要用于治疗外感风寒之发热无汗、鼻塞流清涕、呼吸不畅等病症。

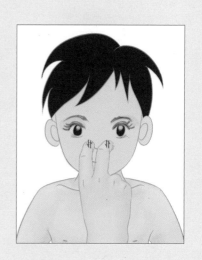

◐ 按弦走搓摩

¤ 动作要领

（1）患儿取坐位或家长抱患儿坐位,背对医者,将患儿两手交叉搭于对侧肩上；

（2）较大患儿,让其两手交叉,搭于头顶；

（3）医者双手并拢,置于其腋下,或两侧胁肋部；

（4）自上而下搓摩至天枢穴处 50~100 次。

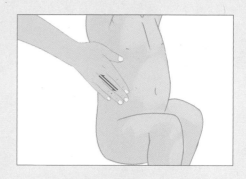

¤ 临床应用

本法具有理气化痰、消积散结的作用。临床常用于治疗小儿痰多咳嗽、胸闷憋气、食积、腹胀、腹痛、疳积及肝脾肿大等病症。

猿猴摘果

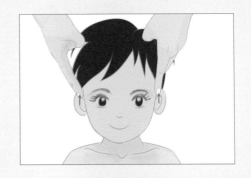

¤ 动作要领

（1）患儿取坐位；

（2）以两手食指、中指二指夹持患儿两耳尖，并向上提拉20~30次；

（3）再夹持两耳垂向下牵拉20~30次，如猿猴摘果状。

¤ 临床应用

本法具有健脾行气、和胃化痰、镇惊安神的作用。临床常用于治疗痰涎壅盛之食积、寒疾、疟疾等，以及小儿惊惕不安、夜眠哭闹、四肢抽搐等病症。

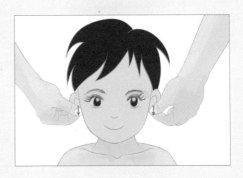

苍龙摆尾

¤ 动作要领

（1）患儿取坐位，或仰卧位；

（2）左手托住患儿的肘部；

（3）右手握住患儿食指、中指、无名指和小指；

（4）左右摇动如摇尾状；

（5）一般操作50~100遍。

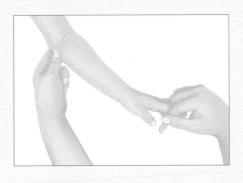

¤ 临床应用

本法具有开胸顺气、退热通便的作用。临床常用于治疗胸闷发热、烦躁不安、大便秘结等病症。

◑ 揉脐及龟尾并擦七节骨

▫ 动作要领

（1）患儿仰卧；

（2）一手五指并拢，置于肚脐缓缓揉动 200 次左右；

（3）另一手轻揉龟尾 200 次左右；

（4）令患儿俯卧；

（5）根据需要分别做推上七节骨或推下七节骨，一般操作 200 次左右。

▫ 临床应用

本法具有止泻止痢、升阳举陷的作用。本法的补泻主要取决于推七节骨的方向。若从上至下推，为清为降为泻，能泻热通便，治赤白痢疾；若从下至上推，为温为升为补，能温阳止泻，主治水泻不止。本法临床常用于腹泻、痢疾、脱肛等病症。

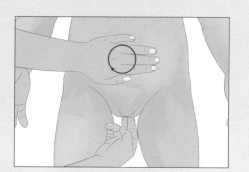
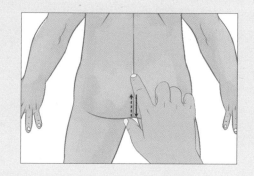

◐ 打马过天河

▫ 动作要领

（1）患儿取坐位，或仰卧位；

（2）用一手捏住患儿四指，将掌心向上；

（3）再用另一手的中指指面运内劳宫；

（4）继而用食指、中指二指指端，自总筋、内关、间使，巡天河向上弹打至洪池穴为一次；

（5）操作的同时医者可蘸冷水于天河水上，边打边用口吹气；

（6）一般操作 100~300 遍。

¤ 临床应用

本法大寒，具有清实热、通经络、行气血的作用。临床常用于治疗一切高热、实热证，如发热恶寒、高热烦躁、神昏谵语、高热抽搐、上肢麻木、角弓反张等，虚热不用本法。

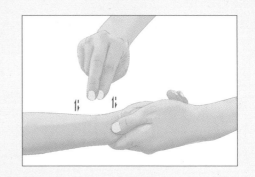

◎ 水底捞明月

¤ 动作要领

（1）患儿取坐位或仰卧位，医者位于其身前；

（2）左手握持患儿左手四指；

（3）右手食指、中指二指固定患儿拇指；

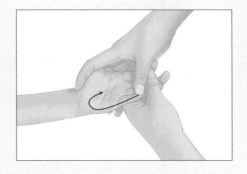

（4）右手拇指指端自患儿小指尖，沿小鱼际尺侧缘至小天心处，再转入内劳宫为一遍；

（5）一般操作50~100遍。

¤ 临床应用

本法大凉，具有清心泻火、退热除烦的作用。临床常用于治疗一切高热神昏、烦躁不安、口渴衄血、大便不通、热入营血等实热病症。但凡虚热证、寒证勿用。若患儿热盛重，亦可将冷水滴入患儿左手掌心，以拇指或中指端旋推，边推边吹凉气，以加强清热疗效。

◎ 运水入土

▫ 动作要领

（1）患儿取坐位，或仰卧位；

（2）一手握住患儿四指，使掌心向上；

（3）另一手拇指外侧缘着力，自患儿小指尖推起，沿手掌边缘，经小天心，推运至拇指尖止；

（4）单方向反复推运100~300次。

▫ 临床应用

本法具有健脾助运、润燥通便的作用。临床常用于治疗久病、虚证。另外对于脾虚泄泻、食欲不振、便秘、腹胀、厌食、疳积等也有很好的疗效。

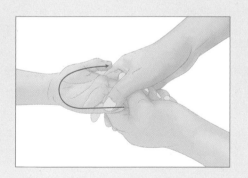

◎ 运土入水

▫ 动作要领

（1）患儿取坐位，或仰卧位；

（2）一手握住患儿四指，使掌心向上；

（3）另一手拇指外侧缘着力，自患儿拇指尖推起，沿手掌边缘，经小天心，推运至小指尖止；

（4）单方向反复推运100~300次。

▫ 临床应用

本法具有清脾胃湿热、利尿止泻的作用。临床常用于治疗新病、实证。另外对于小便赤涩、大便秘结、小腹胀满、泄泻、痢疾等也有很好的疗效。

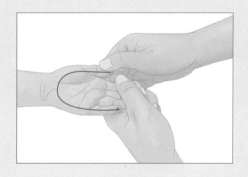

第4章

小儿常见疾病治疗

　　小儿在不断生长发育的过程中,生理、病理、辨证治疗均与成人不同,且具有脏腑柔弱,血气未充,经脉未盛,内脏精气未足,卫外机能未固,阴阳二气均不足的生理特点。小儿发病多以外感和饮食内伤为主要原因,故在推拿治疗上常用的也以解表(开天门、推坎宫、运太阳、拿风池等)、清热(清天河水、退六腑、推脊等)、消导(摩揉腹、揉板门、补脾经、揉中脘、揉天枢等)为多;另一方面,小儿病情变化迅速,一日之内即可由实热证迅速转变为虚寒证(正气暴脱),因此临诊时必须审慎果断,必要时进行综合治疗。

·泄　泻·

　　泄泻是以大便次数增多、粪质稀薄或如水样为特征的一种小儿常见病,西医称之为婴幼儿腹泻,相当于急、慢性肠炎或胃肠功能紊乱。本病发病年龄以婴幼儿为主,其中6个月至2岁的小儿最为常见。小儿具有脾常不足的生理特点,消化能力较弱,一旦家长喂养或添加辅食不当,就会损伤脾胃,发生泄泻。本病一年四季均可发生,发病率夏、秋季节为高。本病如果治疗得当,预后良好。如果是重度泄泻,易见气阴两伤,甚至阴竭阳脱;久泻不愈者,则可影响小儿的营养及发育,甚至危及生命,故临床诊疗时务必重视。

病案举例

　　西西,男,18个月,患儿于3天前出现腹部疼痛,继而腹泻,每日3次,粪质稀薄,伴有奶块。口服补液盐、思密达治疗2天后症状未见好转,遂来就诊。现症见腹泻,每日5次,泄出物为蛋花样水便,色黄,气味臭,口渴,无呕吐,尿少色黄,纳差,夜卧不安。患儿体温37.5℃,舌质红,苔黄腻,脉滑数,指纹紫。实验室检查,大便常规正常,未见红细胞、白细胞。病原学检查:轮状病毒阳性。

　　诊断:小儿腹泻(轮状病毒性肠炎)湿热型。

　　治则:清利湿热,调中止泻。

　　治法:摩揉腹5分钟,振腹10分钟,补脾经300次,清大肠300次,揉板门200次,推四横纹200次,退六腑300次,揉龟尾100次,捏脊9遍,并口服补液盐。治疗2次后,腹泻症状减轻,每日3次,小便正常,体温正常,精神可,纳可,眠可。去清大肠、揉板门、推四横纹、退六腑,加清补大肠300次,揉中脘200次,揉足三里200次。治疗1次后,大便基本正常。

基础治疗

①摩揉腹 5 分钟,②揉天枢 100 次,③揉中脘 100 次,④ 揉龟尾 50 次,⑤揉足三里 50 次,⑥捏脊 9 遍。

小儿推拿治疗本病,一般每天 1 次,病情重者,每天 2 次,一般治疗 3~5 天即可。

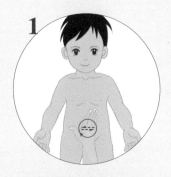

摩揉腹:通过大鱼际、小鱼际在腹部交替做小范围环旋摩揉动作。

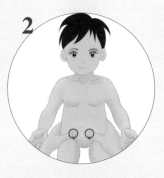

揉天枢:肚脐左右旁开 2 寸,用拇指端按揉二穴。

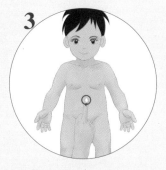

揉中脘:脐正中上 4 寸,用中指端按揉。

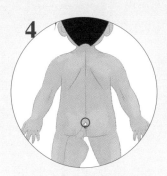

揉龟尾:尾椎骨端,术者以中指端揉。

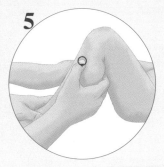

揉足三里:外膝眼下 3 寸,用拇指螺纹面按揉。

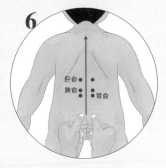

捏脊:自龟尾至大椎穴,双手一紧一松交替向上挤捏推进。

注:捏脊,捏 9 遍,3 捏 1 提,捏拿患儿脊背第 5 遍开始,重提患儿督脉两旁的背俞穴,主选胃俞、脾俞、肝俞,用双手的拇指与食指合作分别将背俞穴处的皮肤,用较重的力量在捏拿的基础上,向后上方用力提拉一下。

中医辨证治疗

1.大便呈水样,或蛋花汤样,大便量多,次数增加,一日可达十多次,伴有腹部疼痛,或呕吐,发热烦躁,口渴,小便量减少,加清大肠 100 次、退六腑 100 次。

2.大便清稀,或如水样,色淡不臭,脘闷食少,或兼见恶寒发热,鼻塞头痛,小便清长,加推三关、揉外劳宫各 300 次。

3.大便稀,夹有不消化的奶瓣、食物,大便气味酸腐,脘腹胀痛,泻后腹痛减轻,伴有不思饮食,打饱嗝,或呕吐酸腐,烦躁不安,睡眠不踏实,加补脾经 100 次、顺运内八卦 100 次、退六腑 100 次、清大肠 100 次。

4.久泻不止或反复发作,大便清稀,气味不大,特点是进食即泻,夹有不消化的奶瓣、食物,脘腹胀气,伴有形体消瘦,面色苍白无光泽,精神倦怠加补脾经 100 次。

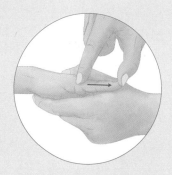

清大肠:食指桡侧,自指根推向指尖。

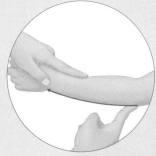

退六腑:用食、中指指腹自肘横纹推向腕横纹。

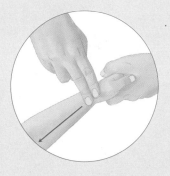

推三关:以食、中指指腹自腕横纹推向肘横纹。

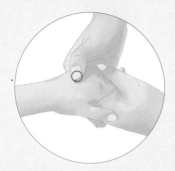
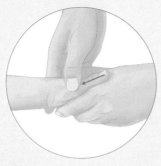
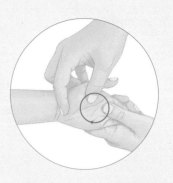

揉外劳宫：在手背，与内劳宫相对处，以拇指螺纹面揉。

补脾经：拇指伸直，自指尖推至指根关节横纹处。

顺运内八卦：用拇指螺纹面顺时针做运法，运至离宫宜轻按。

预防与护理

1.治疗小儿慢性泄泻时，在运用推拿手法时要轻柔和缓，病史较长者，需要治疗2~3个疗程。

2.注意小儿护理，密切观察病情变化，及早发现新的症状，一旦出现高热、寒颤等情况，应抓紧时间到医院就诊。

3.提倡母乳喂养，不宜在夏季及小儿生病时断奶，循序渐进添加辅食。

4.患儿适当控制饮食，减轻脾胃负担。对吐泻严重及伤食泄泻患儿暂时禁食，之后视病情转归，逐渐调整饮食量。

5.禁食芸豆、螃蟹。禁食生冷、煎炸及不易消化食品。

6.加强户外运动，注意气候变化，防止复感外邪，尤其要注意腹部免受寒凉。

7.保持皮肤清洁干燥，勤换尿布。每次大便后，应用温水清洗臀部。

腹泻验方

1. 山药 15 克,扁豆 10 克,薏苡仁 12 克,石榴皮 6 克,芡实 10 克,白果 6 克,莲子 10 克,乌梅 6 克,金樱子 6 克。

用法:煎汤饮。

功效:健脾止泻。

2. 炒神曲、焦山楂、炒谷麦芽各 10 克,鸡内金 3 克。

用法:水煎服。

功效:适宜于伤食泻患者。

饮食调理

1. 淮山大米粥

大米 30 克、淮山药细粉 30 克。大米洗净,浸泡 30 分钟备用。锅内加入适量清水、烧开,加入大米烧开,再加入淮山药细粉,一起煮成粥即可。

功效:适于素体脾虚的小儿泄泻患者食用。

2. 神曲山楂陈皮粥

神曲 15 克、山楂 15 克、陈皮 10 克、大米 30 克。神曲捣碎,山楂、陈皮、大米洗净,加水适量煮熟食用。

功效:适合于脾胃不和引起的小儿泄泻。

·便 秘·

　　小儿便秘是指大便秘结不通,大便次数减少或排便周期延长,大便排出不畅。便秘本身不是一个独立的疾病,而是某些疾病的一个特殊的症状,即可单独出现,又可继发于其他疾病之中。儿童便秘绝大多数是没有器质性病变的功能性便秘。本病一年四季均可以发生,与孩子的饮食规律和生活习惯有关,如粗纤维类饮食减少、过食辛辣香燥、日常活动量不足、生活环境突然改变等。中医认为小儿便秘的原因多为积滞化热、热邪伤津、气郁血虚等。

病案举例

　　张某某,男,4岁半,便秘3年,加重1周来诊。患儿3年前开始出现排便困难,大便3~4日一行,排便时哭闹,肛门疼痛,时有大便带鲜血,大便呈硬丸状。近一周患儿未排便,如厕时哭闹不止,腹部胀满不适,无恶心呕吐,无发热,肛门给药开塞露后可排出少量粪渣。腹软,左侧脐旁可触及粪块,拒按腹部。舌红有芒刺。患儿平素挑食,喜食肉食,不喜蔬菜水果,近一周天气炎热,喝水较少。

　　诊断:便秘。

　　治则:清热通腹,养阴生津。

　　治法:摩揉腹5分钟,振腹10分钟,顺运内八卦300次,清大肠500次,推四横纹50次,退六腑300次,摩腹200次,揉龟尾30次,推下七节骨30次,捏脊9遍。推后大便1次。3次治疗后大便正常,为巩固疗效,去退六腑,加清补脾200次,2次治疗后痊愈。

基础治疗 | ①摩揉腹 5 分钟,②振腹 10 分钟,③揉天枢 100 次,④清大肠 100 次,⑤揉龟尾 30 次,⑥捏脊 9 遍。

小儿推拿治疗本病一般每天 1 次,病情重者,每天 2 次,一般治疗 3~5 天即可。

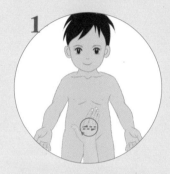

摩揉腹:通过大鱼际、小鱼际在腹部交替做小范围环旋摩揉动作。

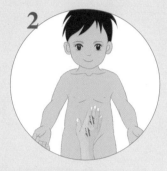

振腹:掌心对神阙穴,做连续快速的振动,每分钟 200~300 次。

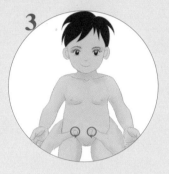

揉天枢:肚脐左右旁开 2 寸,用拇指端按揉二穴。

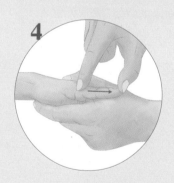

清大肠:食指桡侧,自指根推向指尖。

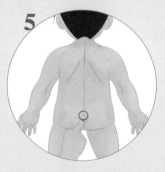

揉龟尾:尾椎骨端,术者以食指或中指端揉。

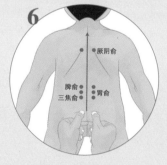

捏脊:自龟尾至大椎穴,双手一紧一松交替向上挤捏推进。

注:捏脊,捏 9 遍,3 捏 1 提,捏拿患儿脊背第 5 遍开始,重提患儿督脉两旁的背俞穴,主选脾俞、胃俞、三焦俞、厥阴俞,用双手的拇指与食指合作分别将背俞穴处的皮肤,用较重的力量在捏拿的基础上,向后上方用力提拉一下。

中医辨证治疗

1. 大便干结,脘腹胀满,不思饮食,手足心热,口臭,再加摩揉腹 5 分钟、退六腑 100 次。

2. 大便次数减少,经常 2~3 日大便一次,甚至一周一次,大便干结呈羊粪状,口舌生疮加补脾经 100 次、顺运内八卦 100 次、退六腑 100 次、揉足三里 50 次。

3. 小儿虽然有便意,大便亦不干结,但大便艰难,难以排出,面色苍白无光泽,神疲乏力加补脾经 100 次、顺运内八卦 100 次、揉足三里 50 次。

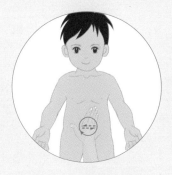

摩揉腹:通过大鱼际、小鱼际在腹部交替做小范围环旋摩揉动作。

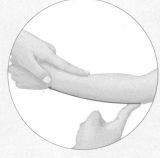

退六腑:用食、中指指腹自肘横纹推向腕横纹。

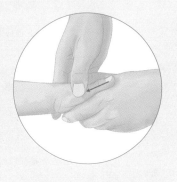

补脾经:拇指伸直,自指尖推至指根关节横纹处。

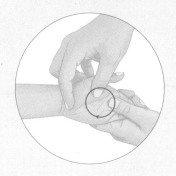

顺运内八卦:用拇指螺纹面顺时针做运法,运至离宫宜轻按。

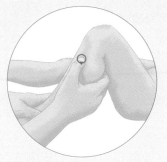

揉足三里:外膝眼下 3寸,用拇指螺纹面按揉。

预防与护理

1. 对于奶粉喂养为主的婴幼儿,容易出现便秘的症状。在推拿治疗的同时,应将奶粉调稀,并加适量蔬菜汁。对于断奶后的小儿,主食不宜过于精细。

2. 合理喂养,适量适度,循序渐进添加辅食。

3. 注意纠正孩子偏食,鼓励孩子多吃富含纤维素的蔬菜、水果,多饮水。

4. 注意培养孩子良好的排便习惯,改掉如厕看书的不良习惯。

5. 积极锻炼身体,多运动,保持每天足够的运动量。

6. 若便秘是继发症状,应积极治疗原发疾病。

7. 便秘如伴有剧烈腹痛、腹胀及呕吐等病症状时,应考虑有小儿肠梗阻的可能,并及时就医。

8. 治疗小儿便秘时,推拿手法在运用时应该注意手法须轻柔和缓,因病史较长,需要治疗 2~3 个疗程。

食疗调理

1. 红白萝卜汁

红萝卜 50 克、白萝卜 50 克、蜂蜜 20 克,将红萝卜、白萝卜洗净切片加水煮,开锅 15 分钟后加入蜂蜜,待晾温后饮汁食用。适合于积滞化热型小儿便秘。

2. 黄芪粥

黄芪 20 克、太子参 10 克、大米 30 克。黄芪、太子参洗净加水 500 克,煎煮 30 分钟后去渣留汁,加大米煮至大米开花熟烂。适合于气郁血虚型小儿便秘。

3. 百合玉竹核桃粥

百合 10 克、玉竹 10 克、核桃仁 10 克、大米 30 克、蜂蜜 20 克。将百合、玉竹、核桃仁、大米洗净加水熬煮成粥,调入蜂蜜即可食用。适合于肠道津液不足型小儿便秘。

·呕 吐·

呕吐是小儿常见的一种症状,多表现为乳食由胃经口而出,是机体的一种本能反应。它可以单独出现,也可以和其他疾病相兼出现(如急慢性胃炎、胃肠功能紊乱等)。临床认为有物有声谓之呕,有物无声谓之吐,无物有声谓之干呕。呕与吐常同时发生,故合称为呕吐。本病常因胃失和降、气机上逆而致。发病无年龄限制,夏秋季节易于发生,预后良好。哺乳后,乳汁随婴幼儿口角溢出,称为"溢乳",一般不属于病态,改进喂奶方式即可,不在本文讨论范畴之内。中医认为小儿呕吐的原因多为乳食内积,脾胃虚寒,肝气不舒、横逆犯胃等。

病案举例

陈某某,男,5岁,呕吐1天就诊。患儿昨日郊游登山,饮用大量冷饮,晚饭进食韭菜馅饺子,饭后进食冰箱取出的凉西瓜,夜间感腹部不适,恶心呕吐一次,为胃内容物。今日仍感恶心欲呕,食入即吐,呕吐清水,腹部不适,大便1次,为黄褐色稀软便。腹软,剑突下压痛(+),肠鸣音略活跃。舌红有芒刺。

诊断:胃寒呕吐。

治则:温中散寒,和胃止呕。

治法:摩揉腹5分钟,振腹10分钟,顺运内八卦300次,补脾经300次,揉板门300次,揉外劳宫200次,推三关300次,推天柱骨200次,捏脊9遍。次日早进米汤,未吐。上穴继续用,第4次操作,去补脾经、揉板门,继推3次痊愈。

基础治疗

①摩揉腹 5 分钟,②振腹 10 分钟,③顺运内八卦 100 次,④补脾经 100 次,⑤揉中脘 100 次,⑥捏脊 9 遍。

小儿推拿治疗本病一般每天 1 次,病情重者,每天 2 次,一般治疗 3~5 天即可。

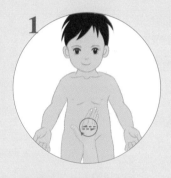

摩揉腹:通过大鱼际、小鱼际在腹部交替做小范围环旋摩揉动作。

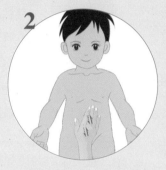

振腹:掌心对神阙穴,做连续快速的振动,每分钟 200~300 次。

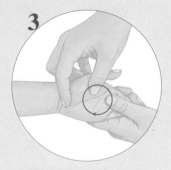

顺运内八卦:用拇指螺纹面顺时针做运法,运至离宫宜轻按。

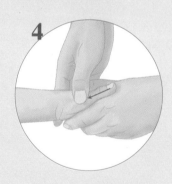

补脾经:拇指伸直,自指尖推至指根关节横纹处。

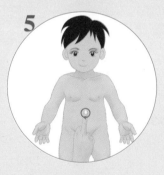

揉中脘:脐正中上 4 寸,用中指端按揉。

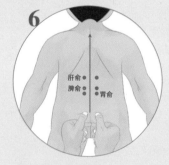

捏脊:自龟尾至大椎穴,双手一紧一松交替向上挤捏推进。

注:捏脊,捏 9 遍,3 捏 1 提,捏拿患儿脊背第 5 遍开始,重提患儿督脉两旁的背俞穴,主选胃俞、脾俞、肝俞,用双手的拇指与食指合作分别将背俞穴处的皮肤,用较重的力量在捏拿的基础上,向后上方用力提拉一下。

中医辨证治疗

1. 呕吐酸腐不消化食物，厌恶进食，口气秽浊，脘腹胀满，大便秘结或泻下酸臭，加揉板门 300 次、清大肠 100 次、揉足三里 100 次。

2. 不思饮食，食后良久方吐，朝食暮吐，进食后食物不消化，汗多乏力，加揉板门 300 次、推四横纹 50~100 次。

3. 饮食不化，呕吐酸腐，打嗝嗳气，精神烦躁，易哭易闹，加清肝经 100 次。

4. 饮食稍多即吐，时作时止，呕吐完谷不化，面色白，四肢欠温，腹痛喜暖，大便溏薄，加推天柱骨 200 次、揉外劳宫 100 次、推三关 100 次。

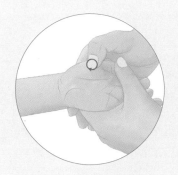

揉板门：用拇指螺纹面揉按手掌大鱼际平面。

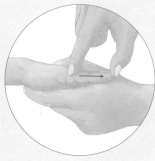

清大肠：食指桡侧，自指根推向指尖。

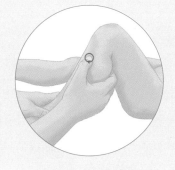

揉足三里：外膝眼下 3 寸，用拇指螺纹面按揉。

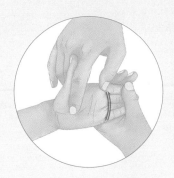

推四横纹：用拇指螺纹面从食指横纹处至小指横纹处来回推。

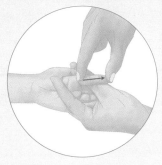

清肝经：从食指根推到指端。

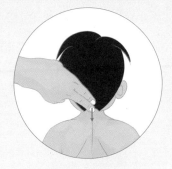

推天柱骨：后发际到大椎，用食、中二指指面自上向下直推。

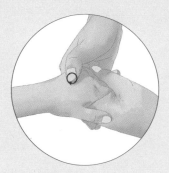 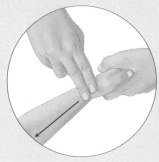

揉外劳宫：在手背，与内劳宫相对处，以拇指螺纹面揉。

推三关：以食、中指指腹自腕横纹推向肘横纹。

预防与护理

1. 运用小儿推拿方法治疗小儿呕吐，宜在早晨空腹时推拿，早晨是人体胃气生发的时节，此时进行捏脊治疗可以促进小儿的脾胃消化功能。

2. 患儿患有某些急性、感染性疾病时不宜进行推拿治疗，可以等疾病痊愈后再进行推拿治疗或保健。

3. 呕吐较重时应禁食6小时左右，可适当饮用米汤。禁食过后宜食用清淡易消化的食物，注意不要过量。

4. 小儿呕吐形成的原因，很大一部分是由于饮食喂养的问题，因而在治疗小儿呕吐症的同时，应注意养成良好的进食规律，纠正不良饮食习惯，做到"乳贵有时，食贵有节"，不偏食，不挑食，不强迫进食，饮食定时定量，荤素搭配，少食肥甘厚味。

5. 呕吐后应保持小儿安静，注意体位，防止呕吐物吸入气管。

食疗调理

1. 丁香柿蒂薏苡仁粥

薏苡仁20克、丁香0.3克、柿蒂5克、大米20克，洗净煮粥食用。适合脾胃虚寒型呕吐的小儿食用。

2. 山楂陈皮莲子粥

山楂 5 克、陈皮 6 克、莲子 20 克,洗净煮烂再加大米 30 克同煮后食用。适合乳食内积型呕吐的小儿食用。

3. 玫瑰佛手粥

玫瑰花 5 朵、佛手柑 5 克、大米 20 克,洗净煮粥食用,适合肝逆犯胃型呕吐的小儿食用。

· 腹 痛 ·

　　小儿腹痛是指小儿胃脘以下,耻骨毛际以上部位发生疼痛的病症,又称"脘腹痛""胃脘痛"等,是由于孩子脾胃薄弱,或感受寒邪,或饮食不规律、饮食失节,或情志不畅,或素体脾胃虚弱,造成孩子脾胃失调、胃肠气滞而引起。腹痛最早见于《黄帝内经》,后世常将腹痛归为寒、热、虚、实四大类。

　　导致腹痛的疾病很多,本节讨论的腹痛为功能性腹痛,或称为再发性腹痛。一般指腹痛3个月内至少发作3次以上,严重时可影响小儿正常活动,而在发作间歇期,表现正常。此类腹痛的患儿约占总数的50%~70%。

　　由于小儿脾胃发育不完善,消化吸收的功能要比成年人弱,因此脾常不足,一旦护理不当,就容易出现脘腹部受凉受寒的情况,加上孩子寒温不知自调,就容易生病。

病案举例

　　林某某,男,6岁,腹痛2天就诊。患儿2天前游泳后食用冷饮及冰镇水果,晚上开始出现腹部疼痛,呈绞痛,无恶心呕吐,无发热,大便一次,为黄色稀便,按摩腹部及热敷后略好转,但疼痛仍未完全缓解,不欲饮食。腹软,脐周压痛,舌尖较红。平素体型消瘦,体质较差,食欲不振,大便易稀溏。

　　诊断:脾胃虚寒型腹痛。

　　治则:健脾补虚,温中止痛。

　　治法:摩揉腹5分钟,振腹10分钟,顺运内八卦500次,补脾经500次,揉板门300次,揉一窝风300次,揉外劳宫300次,推三关300次,拿肚角10次。3次治疗后,病情好转,腹部一直未痛,食量增加。去揉板门、拿肚角,加捏脊9遍。推拿5次,一直未出现腹痛,精神活泼,面色转红润,食欲好,二便正常。

基础治疗

①摩揉腹 5 分钟,②振腹 10 分钟,③揉天枢 100 次,④揉中脘 100 次,⑤拿肚角(左右各拿 10 次),⑥捏脊 9 遍。

小儿推拿治疗本病一般每天 1 次,5 次 1 疗程。

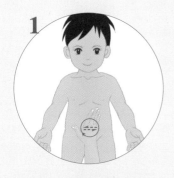

摩揉腹:通过大鱼际、小鱼际在腹部交替做小范围环旋摩揉动作。

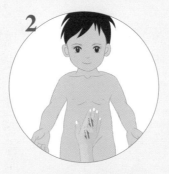

振腹:掌心对神阙穴,做连续快速的振动,每分钟 200~300 次。

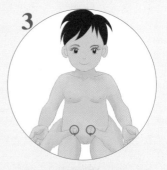

揉天枢:肚脐左右平开 2 寸,用拇指端按揉。

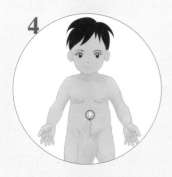

揉中脘:脐正中上 4 寸,用中指端按揉。

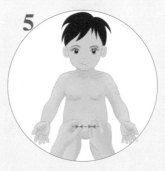

拿肚角:脐下 2 寸,再左右平开 2 寸处,双手拿捏、上提后放松。

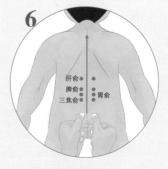

捏脊:自龟尾至大椎穴,双手一紧一松交替向上挤捏推进。

注:捏脊,捏 9 遍,3 捏 1 提,捏拿患儿脊背第 5 遍开始,重提患儿督脉两旁的背俞穴,主选脾俞、胃俞、肝俞、三焦俞,用双手的拇指与食指合作分别将背俞穴处的皮肤,用较重的力量在捏拿的基础上,向后上方用力提拉一下。

中医辨证治疗

1.脘腹部胀满,疼痛时拒绝触摸,按压时疼痛加重,不思饮食,打嗝,或呕吐酸腐,大便有酸腐气味,加揉神阙100次、顺运内八卦100次、推四横纹100次、清大肠100次、揉板门200次;

2.脘腹部胀满疼痛,连及两胁下,烦躁情绪不舒时疼痛加重,伴有打嗝、矢气,大便干燥,夜啼睡眠不安,加补脾经100次、揉神阙100次、清肝经100次;

3.脘腹部隐隐作痛,脘腹胀气,疼痛发作时喜温喜按,空腹时疼痛加重,进食后疼痛缓解,面色苍白无光泽,手足不温,大便稀软不成形,加补脾经100次、揉一窝风200次、揉神阙100次、揉外劳宫200次。

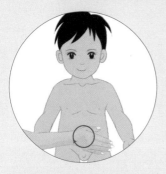

揉神阙:用拇指端或掌根揉肚脐。

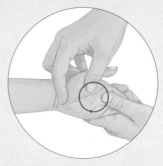

顺运内八卦:用拇指螺纹面顺时针做运法,运至离宫宜轻按。

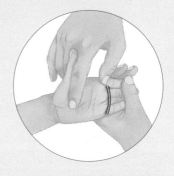

推四横纹:用拇指螺纹面从食指横纹处至小指横纹处来回推。

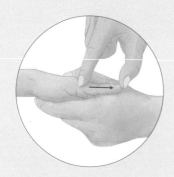

清大肠:食指桡侧,自指根推向指尖。

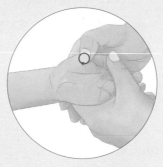

揉板门:用拇指螺纹面揉按手掌大鱼际平面。

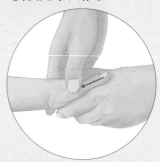

补脾经:拇指伸直,自指尖推至指根关节横纹处。

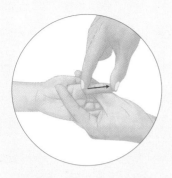 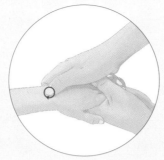 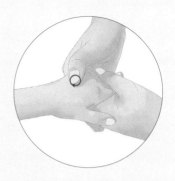

清肝经：从食指根推到指端。

揉一窝风：手背腕横纹中央凹陷中，以中指或拇指端按揉。

揉外劳宫：在手背，与内劳宫相对处，以拇指螺纹面揉。

预防与护理

1. 治疗小儿脘腹疼痛宜在早晨空腹时推拿，中医认为早晨是人体阳气生发的时候，此时进行推拿治疗可以增强小儿脾胃运化功能。

2. 合理喂养，注意饮食卫生，不吃生冷食品。

3. 餐后稍事休息，勿立刻剧烈运动。

4. 要注意气候变化，注意保暖，防止感受外邪，避免腹部受凉受寒。

中药验方

1. 中药贴敷

公丁香 3 克，白豆蔻 3 克，肉桂 3 克，白胡椒 4 克，共研细末，用生姜汁调匀，备用。每次取药 1 克左右，填敷脐中。用于腹痛，脾胃虚寒证。

2. 常用中成药

（1）藿香正气水：每次 5~10ml，1 日 2 次，用于寒性腹痛。

（2）大山楂丸：每次 2 克，1 日 2 次，用于乳食积滞。

食疗调理

1. 双姜粥

生姜 5 克、高良姜 3 克、大米 50 克，将大米洗净加水煮，开锅后加入生姜、高良姜，待大米煮熟，加少量红糖食用。适用于脾胃感受寒邪引起的脘腹疼痛。

2. 山楂山药莲子羹

山楂 10 克、山药 20 克、莲子 10 克，洗净加水适量煮，煮熟加少量白糖食用。适用于脾胃素虚型脘腹疼痛。

·疳　积·

　　疳积是由喂养不当或多种疾病影响,导致脾胃受损、气液耗伤而形成的一种慢性严重营养障碍性疾病。临床以形体消瘦,面色无华,毛发干枯,肚大筋露,精神萎靡或烦躁易怒,饮食异常为特征。疳证多由积滞转化发展而来,故常有"无积不成疳""积为疳之母"之说。本病多见于5岁以下小儿,因其起病缓慢,病程迁延,严重影响小儿的生长发育。

　　小儿若喂养乳食太过,过食肥甘厚味、生冷坚硬难化之物,或妄加滋补食品,导致食积,食积长久不愈便成疳。另外,母乳缺乏,或过早断乳,摄入食物的数量、质量不足,或偏食、挑食,致营养失衡,长期不能满足生长发育需要,气液亏损,形体日渐消瘦也可形成疳证。

病案举例

　　艾某某,女性,2岁7个月。患者烦躁不安,进食较少,每日正餐3~4勺米粥,喜食甜食,形体消瘦,毛发稀疏,汗出较多,易感冒,腹胀,大便每日1~2次,便稀溏。

　　诊断:小儿疳证。

　　治则:补脾和胃。

　　治法:摩揉腹5分钟,振腹10分钟,顺运内八卦500次,清补脾500次,清胃经300次,清肝经300次,揉二人上马300次,推四横纹300次,捏脊9遍。当天上、下午各推拿1次,晚上有饥饿感。第3次治疗,去清补脾,加补脾经300次、揉中脘300次。第10次治疗后,患儿神安,饭量增加,嘱家长自行回家操作,每天捏脊治疗9遍。1个月后患儿痊愈。

基础治疗

①摩揉腹 5 分钟,②振腹 10 分钟,③补脾经 100 次,④推四横纹 100 次,⑤顺运内八卦 200 次,⑥捏脊 9 遍。

小儿推拿治疗本病,每日 1 次,6 次一个疗程,连续治疗 4 个疗程。以下疗法加刺四缝穴,隔日针一次,对疳积有特效。

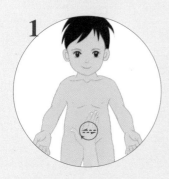

摩揉腹:通过大鱼际、小鱼际在腹部交替做小范围环旋摩揉动作。

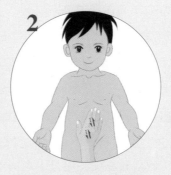

振腹:掌心对神阙穴,做连续快速的振动,每分钟 200~300 次。

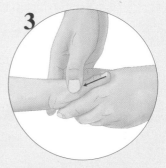

补脾经:拇指伸直,自指尖推至指根关节横纹处。

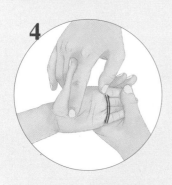

推四横纹:用拇指螺纹面从食指横纹处至小指横纹处来回推。

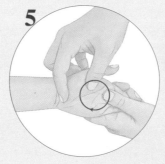

顺运内八卦:用拇指螺纹面顺时针做运法,运至离宫宜轻按。

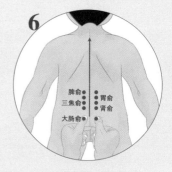

捏脊:自龟尾至大椎穴,双手一紧一松交替向上挤捏推进。

注:捏脊,捏 9 遍,3 捏 1 提,捏拿患儿脊背第 5 遍开始,重提患儿督脉两旁的背俞穴,主选脾俞、胃俞、三焦俞、肾俞、大肠俞,用双手的拇指与食指合作分别将背俞穴处的皮肤,用较重的力量在捏拿的基础上,向后上方用力提拉一下。

中医辨证治疗

1. 形体略消瘦,体重不增,面色萎黄,毛发稀疏,不思饮食,腹胀,烦急不安,大便干稀不调,加清胃经 100 次、清肝经 100 次。

2. 形体消瘦明显,面色苍白,肚腹膨胀,食欲不振,或善食易饥,精神烦躁,加清胃经 100 次、揉足三里 50 次、补肾经 500 次。

3. 出生后低体重,形体干枯赢瘦,面色萎黄,精神萎靡,啼哭无力,不思饮食,大便干稀不调,腹凹如舟,加推三关 100 次、补肾经 1000 次、拿肚角左右各拿 5 次。

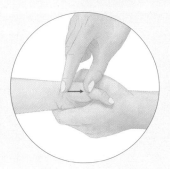

清胃经:自掌根离心方向推至大指根。

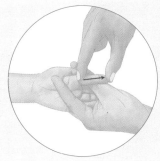

清肝经:从食指根推到指端。

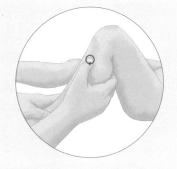

揉足三里:外膝眼下 3寸,用拇指螺纹面按揉。

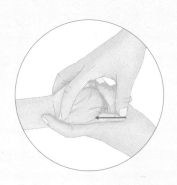

补肾经:从小指指尖推到指根。

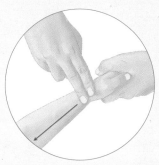

推三关:以食、中指指腹自腕横纹推向肘横纹。

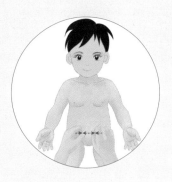

拿肚角:脐下 2 寸,左右平开 2 寸,双手拿捏、上提后放松。

疳积的预防

1. 多晒太阳(日光浴),多呼吸新鲜空气(空气浴)。

2. 多食蔬菜、水果。

3. 常按摩(以搓热之手掌,按摩头、颈、上肢、腰背、下肢、胸腹),掌揉推(以搓热之手指,揉推眼、鼻、唇、耳、手心、足心),具有调和气血、通经活络、调节脏腑、舒展筋骨、豁达官窍、强化肌肤的功效。

预防与护理

1. 积极提倡母乳喂养,合理添加辅食。在添加辅食方面应遵循先稀后干,先素后荤,先少后多,先软后硬的原则。

2. 适度补充富含营养的食物,食物应易消化。

3. 重症患儿应注意全身护理,预防感染。

4. 由于小儿疳证治疗需要的时间较长,采用推拿疗法治疗小儿疳证,连续治疗4个疗程,每个疗程6天,每天治疗1次。疗程结束后根据临床情况、治疗效果酌情制订下一步治疗计划。除采用推拿疗法治疗之外,还应配合药物治疗。

5. 本病与现代医学的营养不良不能等同对待。

食疗调理

1. 橘皮山楂汁

橘皮10克、山楂20克,洗净加水煎,去渣取汁加少量白糖饮用。适合食积的孩子服用。

2. 芡实莲子粥

芡实10克、莲子10克、大米30克,洗净加水煮,煮熟加少量白糖饮用。适合病后脾虚所致食积的孩子服用。

·厌　食·

厌食是指小儿食欲不振,甚至不思饮食,日久精神疲惫,体重减轻,免疫力降低。厌食患儿精神状态正常,病程长者,也可出现面色少华、形体消瘦等病症,可影响患儿生长发育,应及时治疗。厌食往往不是一个独立的病症,而是常常发生于其他疾病的过程中或疾病后。中医理论认为小儿脏腑娇嫩,脾常不足。"小儿血气未充,脾胃薄弱"是小儿厌食的发病基础。小儿厌食主要病位在脾胃,病机关键在于脾失健运、胃纳失和。

小儿乳食不能自我调节,或因片面强调高营养,辅食添加不当,膳食结构不合理,过量食用高脂肪、高热量、高蛋白的食物,超过了小儿正常的消化能力;或因家长溺爱孩子,纵其所好,过量食用或者嗜食肥甘厚味、煎炸烧烤食品、高糖饮料及冷饮食品;或因孩子饮食无规律,饥饱无度,挑食、偏食,这些均可以导致小儿脾胃损伤,形成厌食。此外,孩子因突然受到惊吓、情志不舒、微量元素缺乏及生活环境发生变化等,也可导致小儿厌食。

病案举例

王某某,女,2岁10个月,半年不欲进食就诊。患儿近半年来不思饮食,且逐渐加重,从每餐半碗粥到每餐稀粥4~5勺,食入欲呕,形体消瘦,易烦躁哭闹,汗出较多,舌红,苔白腻,指纹淡紫。曾经多次治疗效果不佳。

诊断:小儿厌食。

治则:醒脾助运,和胃消食。

治法:摩揉腹5分钟,振腹10分钟,顺运内八卦500次,清补脾300次,揉板门300次,推四横纹300次,清天河水300次,捏脊9遍。推拿3次后,食欲稍增,进食量稍增。加揉中脘200次、揉足三里200次,继续治疗7次后,食欲明显好转,食量与同龄儿童相同,体重增长,面色红润。

基础治疗 | ①摩揉腹 5 分钟,②振腹 10 分钟,③顺运内八卦 100 次,④补脾经 100 次,⑤揉中脘 200 次,⑥捏脊 9 遍。

小儿推拿治疗本病一般每天 1 次,病情重者每天 2 次。一般治疗 5 天为 1 疗程。

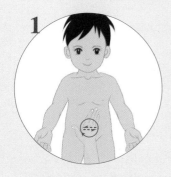

摩揉腹:通过大鱼际、小鱼际在腹部交替做小范围环旋摩揉动作。

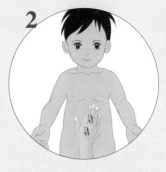

振腹:掌心对神阙穴,做连续快速的振动,每分钟 200~300 次。

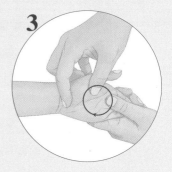

顺运内八卦:用拇指螺纹面顺时针做运法,运至离宫宜轻按。

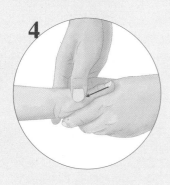

补脾经:拇指伸直,自指尖推至指根关节横纹处。

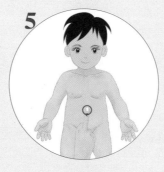

揉中脘:脐正中上 4 寸,用中指端按揉。

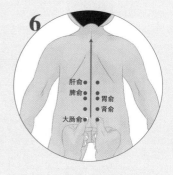

捏脊:自龟尾至大椎穴,双手一紧一松交替向上挤捏推进。

注:捏脊,捏 9 遍,3 捏 1 提,在捏拿患儿脊背第 5 遍开始,重提患儿督脉两旁的背俞穴,主选肝俞、胃俞、脾俞、大肠俞、肾俞,用双手的拇指与食指合作分别将背俞穴处的皮肤,用较重的力量在捏拿的基础上,向后上方用力牵拉一下。

中医辨证治疗

1.汗多乏力,夜寐不安,加推四横纹 100 次、补肾经 200 次、揉足三里 200 次。

2.烦躁不安,白天爱发脾气,夜间啼哭不安,加清肝经 100 次、揉足三里 200 次。

3.皮肤干燥、缺乏润泽,大便干结,加补胃经 200 次、揉胃俞 200 次、揉足三里 200 次。

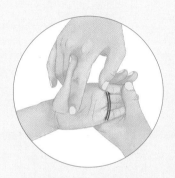

推四横纹:用拇指螺纹面从食指横纹处至小指横纹处来回推。

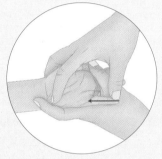

补肾经:从小指指尖推到指根。

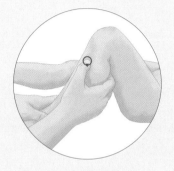

揉足三里:外膝眼下 3寸,用拇指螺纹面按揉。

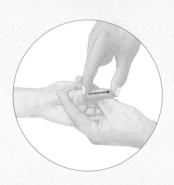

清肝经:从食指根推到指端。

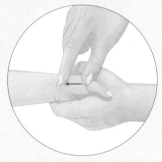

补胃经:自指根向心方向推至掌根。

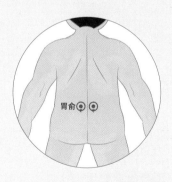

揉胃俞:第 12 胸椎棘突下旁开 1.5 寸,用拇指螺纹面按揉。

预防与护理

1. 推拿治疗小儿厌食,宜在早晨空腹时捏脊,中医认为早晨是人体胃气生发的时候,此时进行捏脊治疗可以促进小儿的脾胃运化功能,增加食欲。

2. 厌食小儿如同时患有某些急性感染性疾病,也不宜同时进行捏脊治疗,可以等疾病痊愈后再进行捏脊治疗。

3. 使用捏脊疗法治疗期间禁食芸豆、醋和螃蟹,禁食冷饮、煎炸、寒凉食品。

4. 纠正不良饮食习惯,做到"乳贵有时,食贵有节",不偏食,不挑食,不强迫进食,饮食定时定量,荤素搭配,少食肥甘厚味、生冷坚硬等不易消化的食物,鼓励多食蔬菜及粗粮。

5. 注重患儿心理调理。父母做好榜样,应积极引导孩子尝试不同食物,并创造良好的吃饭气氛。

食疗调理

1. 薏苡仁芡实莲子粥

薏苡仁 20 克、芡实 20 克、扁豆 20 克、莲子 20 克,洗净煮烂食用。适合脾胃虚弱型厌食小儿食用。

2. 薏苡仁莲子百合粥

薏苡仁 30 克、百合 20 克、莲子 20 克,洗净煮烂再加大米 30 克同煮后食用。适合脾肺气虚型厌食小儿食用。

· 小儿感冒 ·

　　小儿感冒属于急性上呼吸道感染范畴,主要的病原体为病毒,少数为细菌。本病初起时的主要临床表现为鼻塞、流涕、喷嚏、头痛、身重、畏寒,或发热、咳嗽、喉痒、咽痛等。严重者可见恶寒高热、周身酸痛、头痛乏力等。其发病多见于6个月~6岁的小儿,1~3岁的幼儿更为常见。尤以冬、春季节天气剧烈变化时容易反复发作。一般病情较轻,病程较短,可自行痊愈,但有时可迅速传变,家长应随时观察患儿的变化。中医认为小儿反复呼吸道感染的原因多为先天不足、肺脾气虚、正气损伤。

病案举例

　　孙某某,男,5岁,咳嗽、流涕3天就诊。患儿3天前受凉后出现咳嗽咳痰,量少色白,鼻塞流清涕,低热,体温37.4℃,咽部红肿,双侧扁桃体未见肿大。舌红,苔白,根部略腻。口服感冒清热冲剂、小儿咳喘口服液后症状未见明显好转。

　　诊断:小儿感冒。

　　治则:疏风解表,清热止咳。

　　治法:开天门50次,推坎宫50次,平肝清肺500次,揉内劳宫、外劳宫各200次,清天河水300次,揉挤大椎50次,重捏脊9遍。推拿后汗出,体温降至37.1℃。次日感寒再发烧,体温最高39℃,加退六腑500次、打马过天河300次、推四横纹200次。治疗3次体温正常,继续巩固治疗3次。

基础治疗 | ①开天门 200 次,②推坎宫 200 次,③揉太阳 100 次,④揉内劳宫 200 次,⑤揉外劳宫 200 次,⑥捏脊 9 遍。

小儿推拿治疗本病一般每天 1 次,病情重者每天 2 次,一般治疗 3~5 天即可。

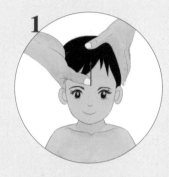

开天门:两眉中间至前发际,两拇指自下而上交替直推。

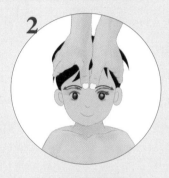

推坎宫:两拇指自眉心向两侧眉梢作分推。

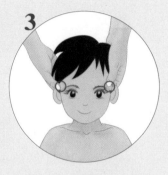

揉太阳:在两眉后凹陷中,用拇指或中指端揉。

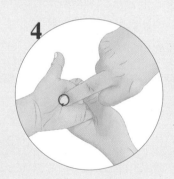

揉内劳宫:握拳屈指时中指指尖处,用中指端揉。

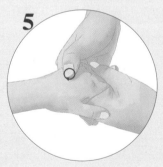

揉外劳宫:在手背,与内劳宫相对处,以拇指螺纹面揉。

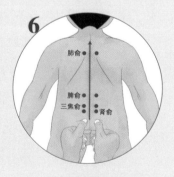

捏脊:自龟尾至大椎穴,双手一紧一松交替向上挤捏推进。

注:捏脊,捏 9 遍,3 捏 1 提,捏拿患儿脊背第 5 遍开始,重提患儿督脉两旁的背俞穴,主选肺俞、脾俞、三焦俞、肾俞,用双手的拇指与食指合作分别将背俞穴处的皮肤,用较重的力量在捏拿的基础上,向后上方用力提拉一下。

中医辨证治疗

1. 形体消瘦,肌肉松软,发育落后,乏力汗出,加清肺经 200 次、顺运内八卦 100 次。

2. 形体消瘦,动辄汗出,厌食纳少,加补脾经 100 次、顺运内八卦 100 次、揉肺俞 100 次、推四横纹 100 次。

3. 面色苍白,汗出不温,四肢发凉,加清肺经 200 次、揉肺俞 100 次、擦后背膀胱经 100 次。

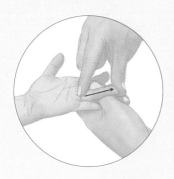

清肺经:从无名指指根推到指端。

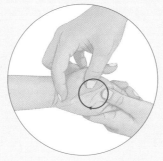

顺运内八卦:用拇指螺纹面顺时针做运法,运至离宫宜轻按。

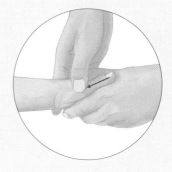

补脾经:拇指伸直,自指尖推至指根关节横纹处。

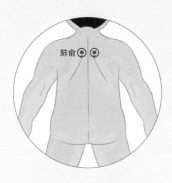

揉肺俞:第 3 胸椎棘突下旁开 1.5 寸,用拇指螺纹面按揉。

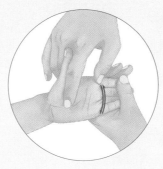

推四横纹:用拇指螺纹面从食指横纹处至小指横纹处来回推。

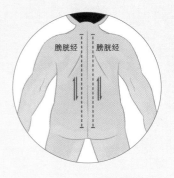

擦膀胱经:沿膀胱经上下擦摩。

预防与护理

1.合理养护,适度参加户外活动和体育锻炼,增强孩子的体质,但要注意避免过度疲劳。

2.天气变化时要及时给孩子增添衣物,注意保暖。

3.在医生指导下合理用药,慎用苦寒药。

4.注意纠正小儿偏食,鼓励孩子多吃蔬菜、水果。

5.小儿推拿治疗本病的疗效较好,尤其是感冒初起时治疗疗效更佳。

6.流行性感冒症状重,传变快,应提高警惕,及时辅以其他治疗,并到医院就诊。

食疗调理

1. 山药百合黄精粥

山药20克、百合20克、黄精10克、大米30克,将山药、百合、黄精洗净加水煮,开锅30分钟后加入大米,熬煮成粥。适用于先天不足型反复呼吸道感染。

2. 黄芪百合粥

黄芪20克、百合20克、太子参10克、大米30克。黄芪、百合、太子参洗净加水500克,煎30分钟后去渣留汁,加大米煮至熟。适用于肺脾气虚型反复呼吸道感染。

3. 沙参银耳莲子汤

沙参10克、银耳20克、莲子10克,将沙参、银耳、莲子洗净加水煎煮饮服。适用于正气损伤型反复呼吸道感染。

·发　热·

　　发热指体温超过正常范围的高限,是小儿常见的一种病症。当小儿腋表体温超过37.4℃可认定为发热。临床以肌肤热感伴面红、耳赤、口干、便秘、尿黄等为特征,一般可分为外感发热、阴虚内热、肺胃实热三种。在多数情况下,发热是人体对抗入侵病原的一种保护性反应,是人体正在发动免疫系统抵抗感染的一个过程。体温的异常升高与疾病的严重程度不一定成正比,但发热过高或长时间发热,必定影响机体各种调节功能,从而对小儿的身体健康产生不良影响。因此,对确认发热的孩子,应积极查明原因,针对病因进行治疗。

　　影响小儿正常体温的因素很多,可以因性别、年龄、昼夜和季节变化及衣被的厚薄等因素的影响而有一定范围的波动。体温稍有升高,并不一定有病理意义。在患儿发热时,特别要注意观察其神态和举止,精神状态不好的患儿应给予更多的关注。

　　现代医学认为,多数小儿发热是由感染引起的,一般预后良好。但发热也可能是危重患儿的早期表现,尤其有精神萎靡、嗜睡、面色苍白等病症状且较重的小儿。应注意患儿的病史、传染病接触史,以及有无呼吸、消化、泌尿、神经等系统的症状与体征等。

病案举例

　　刘某某,女,4岁半,发热2天就诊。患儿现发热,体温维持在38~38.8℃,口服退烧药无效,咽痛,无明显咳嗽、咳痰,无鼻塞流涕,少汗。咽红,双侧扁桃体Ⅱ度肿大,双肺呼吸音略粗,未闻及干湿性啰音。舌红,少苔。

　　诊断:小儿发热。

　　治则:清热解毒。

　　治法:开天门50次,推坎宫50次,揉太阳30次,平肝清肺300次,退六腑300次,捏挤大椎30次,重捏脊9遍。3次后体温恢复正常,去退六腑、揉太阳、捏挤大椎,加清天河水200次,5次后痊愈。

基础治疗 ┊ ①开天门 200 次,②推坎宫 200 次,③揉太阳 100 次,④平肝清肺 200 次,⑤清天河水 200 次,⑥捏脊 9 遍。

小儿推拿治疗本病一般每天 2 次,病情重者每日 3 次,一般治疗 3 天为 1 疗程。

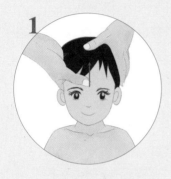

开天门:两眉中间至前发际,两拇指自下而上交替直推。

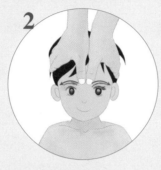

推坎宫:两拇指自眉心向两侧眉梢作分推。

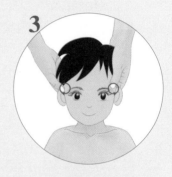

揉太阳:在两眉后凹陷中,用拇指或中指端揉。

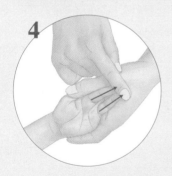

平肝清肺:平肝(食指根推到指端)与清肺(无名指根推到指端)同时操作。

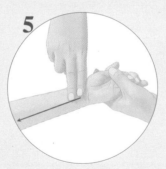

清天河水:用食、中指指腹自腕横纹推向肘横纹。

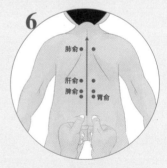

捏脊:自龟尾至大椎穴,双手一紧一松交替向上挤捏推进。

注:捏脊,捏 9 遍,3 捏 1 提,捏拿患儿脊背第 5 遍开始,重提患儿督脉两旁的背俞穴,主选肺俞、胃俞、脾俞、肝俞,用双手的拇指与食指合作分别将背俞穴处的皮肤,用较重的力量在捏拿的基础上,向后上方用力提拉一下。

中医辨证治疗

1. 恶寒无汗,头痛,鼻塞流涕,舌质淡红,苔薄白,加推三关 300 次、拿风池 10 次、揉太阳 20 次。

2. 高热,汗出恶风,头痛,鼻塞,流黄色浊涕,咽喉红肿疼痛,口干渴,苔薄黄,加揉太阳 20 次、推脊 200 次、捏挤大椎 20 次。

3. 热势不高,潮热,下午 3~5 时尤甚,两颧发红,五心烦热,皮肤干燥缺乏弹性,盗汗,加补脾经 300 次、补肺经 300 次、补肾经 200 次、揉二人上马 200 次、揉足三里 200 次、揉涌泉 100 次、揉内劳宫 100 次。

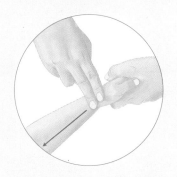

推三关:以食、中指指腹自腕横纹推向肘横纹。

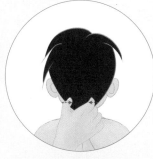

拿风池:胸锁乳突肌与斜方肌上端之间凹陷处,用拇、食指拿。

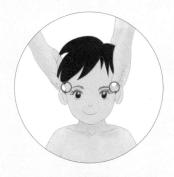

揉太阳:在两眉后凹陷中,用拇指或中指端揉。

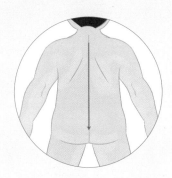

推脊:以食、中两指螺纹面,自上而下在脊柱上做直推。

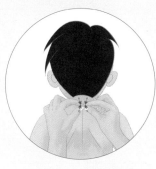

捏挤大椎:双手挤捏大椎周围皮肤,至局部皮下充血为度。

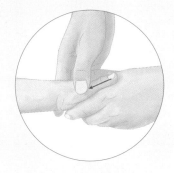

补脾经:拇指伸直,自指尖推至指根关节横纹处。

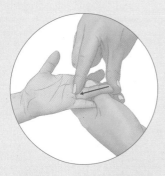

补肺经：从无名指指端推到指根。

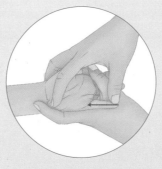

补肾经：从小指指尖推到指根。

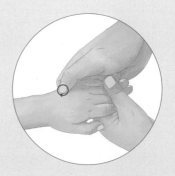

揉二人上马：在掌背小指、无名指掌骨中间，用拇指面揉。

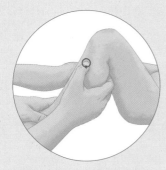

揉足三里：外膝眼下3寸，用拇指螺纹面按揉。

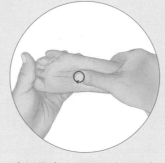

揉涌泉：屈足蜷趾时足心最凹陷中，用拇指面揉。

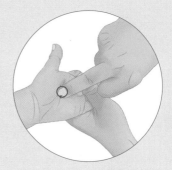

揉内劳宫：握拳屈指时中指指尖处，用中指端揉。

预防与护理

1.小儿衣着要凉爽，切忌为小儿添加过多衣物，以既不受凉又能保持皮肤干爽为宜。

2.室内空气要流通。

3.鼓励小儿多饮水，多吃蔬菜、水果。

4.注意营养。饮食的总体原则是易消化、有营养、少量多次，不要强求小儿过多饮食，而加重小儿肠胃负担。

5. 发热是一种高消耗的病症,因此还应注意给患儿补充高蛋白的食物,如鱼、肉、蛋等,但尽可能忌食油腻食物。

6. 持续高热 40℃以上,有可能出现小儿高热惊厥。一般持续时间不长,可以掐人中,待清醒后可给予足量糖盐水,补充水分。若持续时间较长,则应立即送医院治疗。

食疗调理

1. 生姜红糖粥

生姜 5 片,红糖 12 克,粳米 50 克。先将粳米煮粥,将生姜、红糖加入粥中,热服,有发汗祛风寒的作用。

2. 双花饮

金银花 20 克,野菊花 20 克,洗净加水煮 15 分钟,取汁,适当加入蜂蜜,代茶饮,有清热解毒退热的作用。

3. 荷叶冬瓜汤

荷叶 1 张,冬瓜 200 克,将冬瓜洗净,连皮切小块,荷叶切碎,加水共煮汤。汤成后去荷叶加盐服用,有清热化痰、除烦解渴、利尿的作用。

·咳 嗽·

咳嗽是呼吸道的一种保护性反射动作,通过咳嗽可将呼吸道异物或分泌物排出体外。一般以有声无痰为咳,有痰无声为嗽,有痰有声为咳嗽。本病一年四季皆可发生,尤以冬春季节,气温突然变化之时为多。小儿形体未充,肺脏娇嫩,卫气保护肌肤体表的功能未壮,故免疫力较弱,各种因素均易侵犯肺脏,导致肺失宣降,肺气上逆,而致咳嗽。多数咳嗽预后良好,有少部分反复发作,日久不愈。

病案举例

罗某某,男,6岁半,咳嗽2周就诊。患者2周前感冒后出现咳嗽,咳声重浊,痰黏色黄,不易咳出,食欲差,无发热。双肺呼吸音粗,未闻及明显干湿性啰音。舌边尖红,苔白略厚。胸片显示双肺文理略粗重。

诊断:小儿咳嗽。

治则:宣肺解表,止咳化痰。

治法:摩揉腹5分钟,顺运内八卦500次,平肝清肺500次,推四横纹300次,揉内外劳宫200次,清天河水200次,揉肺俞200次,捏脊9遍。操作3次咳嗽症状缓解,仍有黏痰,加揉膻中200次、分推肩胛骨50次,5次后基本痊愈。

基础治疗 | ①摩揉腹 5 分钟,②清肝经 300 次,③清肺经 300 次,④揉天突 200 次,⑤揉肺俞 200 次,⑥捏脊 9 遍。

小儿推拿治疗本病一般每天 1 次,病情重者每天 2 次,一般治疗 5 天为 1 疗程。

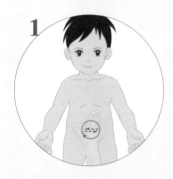

摩揉腹:通过大鱼际、小鱼际在腹部交替做小范围环旋摩揉动作。

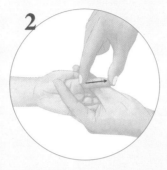

清肝经:从食指根推到指端。

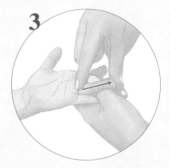

清肺经:从无名指指根推到指端。

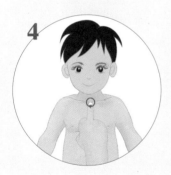

揉天突:胸骨上窝凹陷中,用中指或拇指端揉。

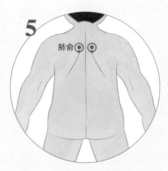

揉肺俞:第 3 胸椎棘突下旁开 1.5 寸,用拇指螺纹面按揉。

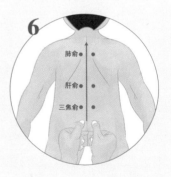

捏脊:自龟尾至大椎穴,双手一紧一松交替向上挤捏推进。

注:捏脊,捏 9 遍,3 捏 1 提,在捏拿患儿脊背第 5 遍开始,重提患儿督脉两旁的背俞穴,主选肺俞、肝俞、三焦俞,用双手的拇指与食指合作分别将背俞穴处的皮肤,用较重的力量在捏拿的基础上,向后上方用力牵拉一下。

中医辨证治疗

1. 咳嗽无力,痰白清稀,面色苍白,精神疲倦,食欲不振,汗多易感,加补脾经100次、顺运内八卦100次、揉板门300次、揉足三里50次。

2. 咳嗽无痰,或痰黏不易咯出,口渴咽干声哑,手足心热,加逆运内八卦200次、推四横纹200次、揉内劳宫200次、揉外劳宫200次。

3. 以咳嗽为主,突然出现干咳、阵咳、呛咳,伴有鼻塞、鼻痒、打喷嚏、咽干咽痒,遇冷空气、油烟、异物等发作,加补脾经100次、顺运内八卦100次、揉板门300次、揉太阳3分钟、揉足三里50次。

4. 若久咳不愈伴喘促,加补肾经200次、推三关200次;若痰吐不利,加揉天突200次。

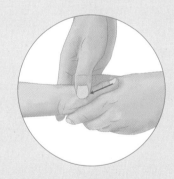 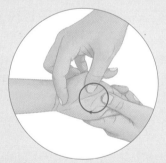 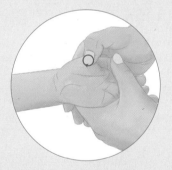

补脾经:拇指伸直,自指尖推至指根关节横纹处。

顺运内八卦:用拇指螺纹面顺时针做运法,运至离宫宜轻按。

揉板门:用拇指螺纹面揉按手掌大鱼际平面。

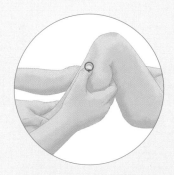

揉足三里：外膝眼下 3 寸，用拇指螺纹面按揉。

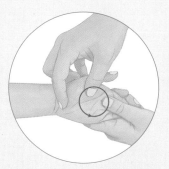

逆运内八卦：用拇指螺纹面逆时针做运法，运至离宫宜轻按。

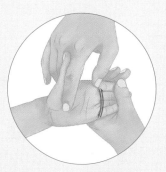

推四横纹：用拇指螺纹面从食指横纹处至小指横纹处来回推。

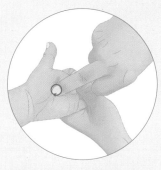

揉内劳宫：握拳屈指时中指指尖处，用中指端揉。

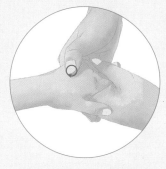

揉外劳宫：在手背，与内劳宫相对处，以拇指螺纹面揉。

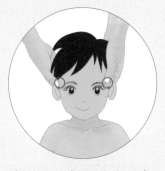

揉太阳：在两眉后凹陷中，用拇指或中指端揉。

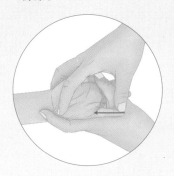

补肾经：从小指指尖推到指根。

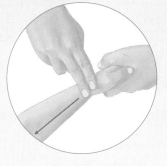

推三关：以食、中指指腹自腕横纹推向肘横纹。

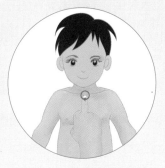

揉天突：胸骨上窝凹陷中，用中指或拇指端揉。

预防与护理

1. 加强锻炼，增强免疫力。

2. 积极治疗原发病，不要单纯见咳治咳。

3. 小儿平时应注意保暖，避免风寒侵袭。

4. 少食辛辣刺激及过于肥腻之品，防止内伤乳食。

5. 避免刺激咽喉部的食物及其他因素，如烟尘、喊叫、哭闹等。

6. 咳嗽期间保持室内空气流通，多饮水，饮食宜清淡。

7. 过敏性体质的小孩，容易反复感冒或久咳不愈，接触过敏原（如冷空气、尘螨、花粉、宠物毛发等）就会咳个不停。此时家长要关注致咳的过敏因素。

食疗调理

1. 百合莲子大枣粥

百合 10 克、莲子 10 克、大枣 10 克、大米 30 克。洗净加水适量，煮熟食用，适用于肺脾不足型反复咳嗽的小儿服用。

2. 川贝冰糖梨

把梨靠柄部横断切开，挖去中间核后放入 2~3 粒冰糖，5~6 粒川贝（川贝要敲碎成末），把梨对拼好放入碗里，上锅蒸 30 分钟左右即可，分两次给宝宝吃。此方有润肺、止咳、化痰的作用。

3. 煮萝卜水

白萝卜洗净，切 4~5 薄片，放入小锅内，加大半碗水，放火上烧开后，再改用小火煮 5 分钟即可。等水稍凉后再给宝宝喝。此方用于干咳少痰的效果不错，2 岁以内的宝宝服用的效果更好。

4. 杏仁雪梨饮

百合 10 克、杏仁 5 克、雪梨 1 个，百合、杏仁、雪梨洗净加水蒸 30 分钟后，加少量冰糖后食用，适用于阴虚内热型反复咳嗽的小儿服用。

5. 山药粥

把山药去皮,切成小块放入食品粉碎机内,再加半碗水,将山药加工成稀糊状。然后倒入锅中,放火上烧,同时要不停地搅动,烧开即可。宝宝最好在空腹时食用,做好的一碗山药粥可以分2~3次喂宝宝。山药健脾胃、补肺气、益肾精,此方最适合肺脾不足的婴幼儿食用,不但能止咳,还对小儿的厌食、虚汗多、流口水、气虚胆小等病症也有辅助治疗效果。需要注意的是,山药煎煮的时间不宜过久,否则其中所含的淀粉酶就会分解,丧失滋补功效。

·哮 喘·

哮喘是小儿时期常见的肺系疾病,临床以阵发性喘促气急,喉间哮鸣有声,呼气延长为特征。发病多与肺、脾、肾三脏有关,其病机多为本虚标实,一般急性发作期以邪实为主,缓解期以正虚为主。常在清晨或夜间发作或加重,冬季或气候变化时更易发作。本病有明显的遗传倾向,初次发作年龄多在 6 岁以下,多数患儿经治疗后缓解,但长时间反复发作,会影响到肺功能,造成肺肾两虚,喘息持久,难以缓解,甚至终身不愈。

现代医学认为本病的发生,主要由于机体过敏所致,过度疲劳、情绪激动等也常为本病的诱发因素。

病案举例

吴某某,男,3 岁 1 个月。哮喘时作 1 年,加重 2 天来诊。患者近 1 年每因感冒后出现咳喘。2 天前受凉再次诱发哮喘,咳嗽,咳吐清痰,喉间痰鸣有声,憋气,夜间喘咳较重,不得平卧,面色苍白,精神不振,大便 2 日未行。用西药治疗效果不明显。舌淡红,苔薄白,脉数。

诊断:哮喘。

治则:清肺降气,化痰平喘。

治法:摩揉腹 5 分钟,逆运内八卦 300 次,清肺经 200 次,清大肠 200 次,推四横纹 300 次,揉外劳宫 300 次,退六腑 200 次。推拿 1 次后复诊,大便 1 次,咳喘减轻。加补脾经 200 次,继续推拿 5 次,咳喘轻微,吐痰爽利,面色红润,二便正常。去逆运内八卦、退六腑,加顺运内八卦 300 次、清天河水 300 次、揉二人上马 200 次,推拿 10 次,哮喘痊愈。

基础治疗

①摩揉腹 5 分钟,②顺运内八卦 200 次,③揉天突 200 次,④揉膻中 200 次,⑤揉定喘 200 次,⑥捏脊 9 遍。

小儿推拿治疗本病一般每天 1 次,病情重者每天 2 次,一般治疗 5 天为 1 疗程。

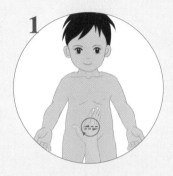

摩揉腹:通过大鱼际、小鱼际在腹部交替做小范围环旋摩揉动作。

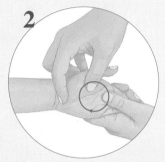

顺运内八卦:用拇指螺纹面顺时针做运法,运至离宫宜轻按。

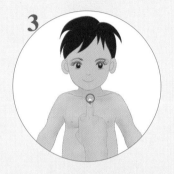

揉天突:胸骨上窝凹陷中,用中指指端揉。

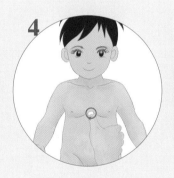

揉膻中:两乳头连线中点,用拇指端揉。

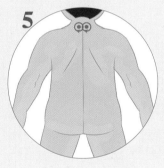

揉定喘:第 7 颈椎棘突下旁开 0.5 寸,用拇指螺纹面按揉。

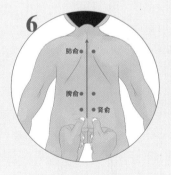

捏脊:自龟尾至大椎穴,双手一紧一松交替向上挤捏推进。

注:捏脊,捏 9 遍,3 捏 1 提,在捏拿患儿脊背第 5 遍开始,重提患儿督脉两旁的背俞穴,主选肺俞、脾俞、肾俞,用双手的拇指与食指合作分别将背俞穴处的皮肤,用较重的力量在捏拿的基础上,向后上方用力牵拉一下。

中医辨证治疗

1.寒性哮喘,加逆运内八卦200次、揉外劳宫200次、推四横纹200次、清肺经100次。

2.热性哮喘,加逆运内八卦200次、清天河水200次、推四横纹200次。

3.喘促日久,缠绵难愈,加补肾经200次、推三关200次、揉足三里200次。

4.反复感冒,自汗畏风,加补肺经200次、推三关200次、揉脾俞200次。

5.缓解期,加揉二人上马200次、补脾经200次、补肾经200次。

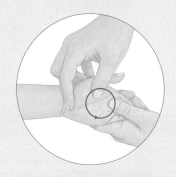

逆运内八卦:用拇指螺纹面逆时针做运法,运至离宫宜轻按。

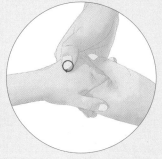

揉外劳宫:在手背,与内劳宫相对处,以拇指螺纹面揉。

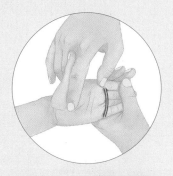

推四横纹:用拇指螺纹面从食指横纹处至小指横纹处来回推。

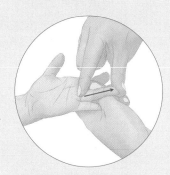

清肺经:从无名指指根推到指端。

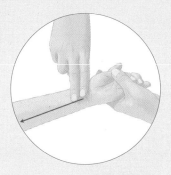

清天河水:用食、中指指腹自腕横纹推向肘横纹。

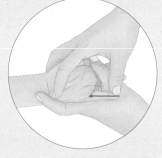

补肾经:从小指指尖推到指根。

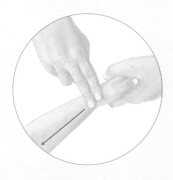

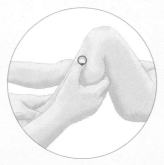

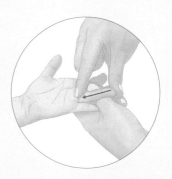

推三关：以食、中指指腹自腕横纹推向肘横纹。

揉足三里：外膝眼下 3 寸，用拇指螺纹面按揉。

补肺经：从无名指指端推到指根。

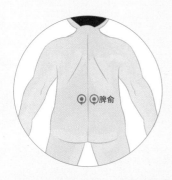

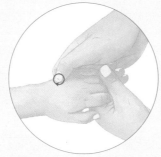

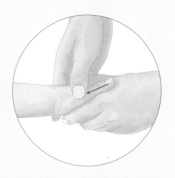

揉脾俞：第 11 胸椎棘突下旁开 1.5 寸，用拇指螺纹面按揉。

揉二人上马：在掌背小指、无名指掌骨中间，用拇指面揉。

补脾经：拇指伸直，自指尖推至指根关节横纹处。

预防与护理

1. 合理养护，适度参加户外活动和体育锻炼，增强体质，避免剧烈运动。

2. 改善环境，避免接触尘螨、花粉、烟雾等。

3. 注意保暖，防止冷空气侵袭。

4. 详细询问病史（包括发病诱因、发病的次数、每次发作的持续时间、发作的时间规律及季节性、既往治疗措施及对治疗的反应等），了解本人及家族的过敏史，制订合理的治疗方案并坚持长期治疗。

5.由于小儿哮喘缓解期病程较长,因此采用推拿疗法可每天2次,早晚各1次。

食疗调理

1. 黄芪山药百合粥

黄芪10克、山药20克、百合20克、大米30克,将黄芪、山药、百合洗净加水煮,开锅30分钟后加入大米,加水熬煮成粥即可食用,适合于肺脾气虚型哮喘(缓解期)的小儿食用。

2. 银杏核桃羊肉粥

银杏3克、核桃10克、羊肉50克,银杏、核桃、大米洗净,羊肉洗净切丁,将银杏、核桃、大米、羊肉丁加水同煮成粥即可食用,适合于脾肾阳虚型哮喘(缓解期)的小儿食用。

3. 沙参银耳百合羹

沙参10克、银耳20克、百合10克,将沙参、银耳、百合洗净加水煮30分钟后,加少量淀粉勾芡,再加少量白糖食用,适合于气阴亏虚型哮喘(缓解期)的小儿食用。

· 遗尿、尿频 ·

　　小儿遗尿是指 3 岁以上的小儿睡中小便自遗,醒后方知的一种病症,轻者数日 1 次,重者一夜数次。小儿遗尿主要是小儿肺脾肾不足、心肾失调、肝经湿热及排尿习惯不良造成的。本病男孩多于女孩,病程较长,容易反复发作,必须及早治疗,如病延日久,会影响孩子的身心发育。此外,小儿尿频,多属虚证,或气虚,或阴虚,治疗可参考遗尿。

病案举例

　　辛某某,男,6 岁,遗尿数年就诊。患儿尿床,几乎每晚出现 1~2 次,面色㿠白,精神不振,胆怯易受惊吓。家人每夜轮流叫其起床排尿,效果甚微。中西医治疗无效。

　　诊断:小儿遗尿。

　　治则:健脾益肾。

　　治法:摩揉腹 5 分钟,振腹 10 分钟,补脾经 500 次,补肾经 500 次,清肝经 300 次,揉二人上马 300 次,揉外劳宫 200 次,揉龟尾 200 次,捏脊 9 遍。推拿 5 次后,夜间睡眠好,不发惊。继续推拿 10 次,其间尿床 2 次,尿量少,尿床后马上自醒。继续上述治疗,1 个月后,食量显著增加,身体健壮,精神活泼,一直未遗尿。

基础治疗

①摩揉腹 5 分钟,②振腹 10 分钟,③补脾经 200 次,④补肾经 200 次,⑤捏脊 9 遍。

小儿推拿治疗本病一般每天 1 次,病情重者每天 2 次,一般治疗 5 天为 1 疗程。

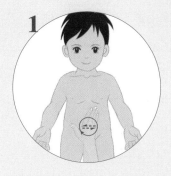

摩揉腹:通过大鱼际、小鱼际在腹部交替做小范围环旋摩揉动作。

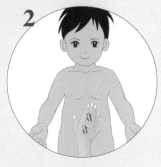

振腹:掌心对神阙穴,做连续快速的振动,每分钟 200~300 次。

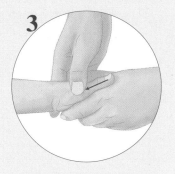

补脾经:拇指伸直,自指尖推至指根关节横纹处。

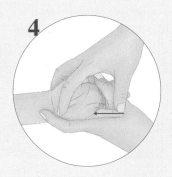

补肾经:从小指指尖推到指根。

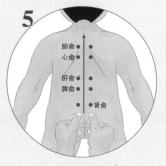

捏脊:自龟尾至大椎穴,双手一紧一松交替向上挤捏推进。

注:捏脊,捏 9 遍,3 捏 1 提,在捏拿患儿脊背第 5 遍开始,重提患儿督脉两旁的背俞穴,主选肺俞、心俞、肝俞、脾俞、肾俞,用双手的拇指与食指合作分别将背俞穴处的皮肤,用较重的力量在捏拿的基础上,向后上方用力牵拉一下。

中医辨证治疗

1. 夜间遗尿,一夜数次,小便清长,面色不华,疲乏无力,盗汗,加揉肺俞1分钟、揉龟尾30次、揉足三里50次、揉外劳宫200次,推上七节骨50~100次。

2. 白天尿频量多,夜间遗尿,食欲不振,活动后汗出,容易感冒,加揉肺俞1分钟、推四横纹50~100次。

3. 睡眠不安,睡中遗尿,烦躁,形体消瘦,汗出不温,加清心经100次、揉百会30次、推上七节骨50~100次。

4. 睡眠中遗尿,口渴烦躁,小便色黄,加清肝经100次、揉百会30次、清心经100次、揉龟尾30次。

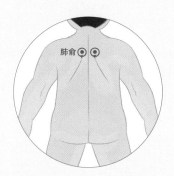

揉肺俞:第3胸椎棘突下旁开1.5寸,用拇指螺纹面按揉。

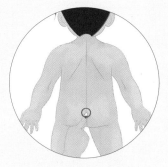

揉龟尾:尾椎骨端,术者以食指或中指端揉。

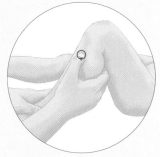

揉足三里:外膝眼下3寸,用拇指螺纹面按揉。

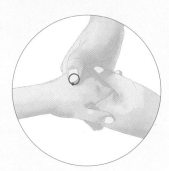

揉外劳宫:在手背,与内劳宫相对处,以拇指螺纹面揉。

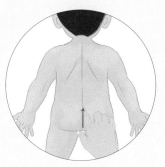

推上七节骨:第4腰椎至尾椎骨端,自下向上做直推。

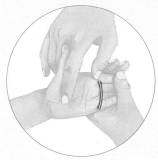

推四横纹:用拇指螺纹面从食指横纹处至小指横纹处来回推。

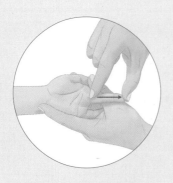 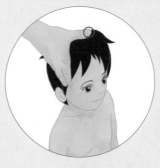 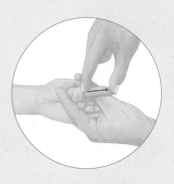

清心经:从中指指根推到指端。

揉百会:正中线与两耳尖连线交会于头顶处,用拇指端揉。

清肝经:从食指根推到指端。

预防与护理

1. 观察小儿排尿情况,帮助小儿逐步养成定时排尿的习惯。

2. 每日晚饭后适当控制饮水量,特别是睡前两小时。

3. 虚弱小儿应加强营养,避免惊吓。

中药贴敷治疗

菟丝子 30 克,桂枝 12 克,五味子 12 克,车前子 12 克,石菖蒲 20 克,樟脑 3 克,小茴香 3 克。将以上药物研细末,调拌凡士林或姜汁,贴敷神阙穴、关元穴、涌泉穴,然后温灸。

食疗调理

1. 山药百合黄精肉末粥

山药 20 克、百合 20 克、黄精 10 克、瘦肉末 20 克、大米 30 克,将山药、百合、黄精洗净加水煮,开锅 30 分钟后加入大米、瘦肉末,加水熬煮成粥即可食用,适合于先天肾气不足型遗尿的小儿食用。

2. 银耳木瓜百合羹

银耳 10 克、百合 10 克、木瓜 20 克,银耳、百合、木瓜洗净加水 500 克,煎煮 30 分钟后,加淀粉勾芡,加少量白糖食用,适合于肺脾气虚型遗尿的小儿食用。

3. 银耳蒸鹌鹑蛋

银耳 10 克、鹌鹑蛋 10 个,银耳泡发、鹌鹑蛋洗干净放入碗中,加水适量,上锅蒸 30 分钟,加少许盐食用,每天 1 次,每次 3 个鹌鹑蛋,适合于心肾失交型遗尿的小儿食用。

·脱　肛·

小儿脱肛是指小儿大便后或劳累、下蹲时,直肠全层或直肠黏膜脱出肛门外,又称直肠脱垂。本病多见于 3 岁以下小儿,随着年龄增长,大多可自愈。

临床上,将脱肛分为不完全性脱肛和完全性脱肛。小儿脱肛多为直肠黏膜脱出的不完全性脱肛,多数可自然恢复,少数需要用手托回。本病可因小儿长期便秘或慢性腹泻等原因引起,中医认为小儿脱肛发生的原因以气虚下陷、实热下迫最为常见。

现代医学认为,由于久病体弱或营养不良,括约肌松弛,可使盆底肌群和括约肌功能减弱、松弛无力,失去对直肠支持固定作用,而引起直肠脱垂。

病案举例

王某某,女,2 岁,腹泻 4 日后脱肛 1 周。患儿每次大便后直肠脱出 2cm 左右,可自行还纳。食欲不振,二便调,无便血。舌淡,苔薄白。

诊断:小儿气虚脱肛。

治则:益气固涩。

治法:摩揉腹 5 分钟,振腹 10 分钟,揉外劳宫 300 次,补脾经 300 次,清补大肠 300 次,揉百会 200 次,按肩井 100 次,拿肚角 10 次,揉龟尾 100 次,捏脊 9 遍。治疗 5 次后,明显好转,大便后脱肛轻微。继续上述治疗,10 次后痊愈。

基础治疗 ①摩揉腹 5 分钟,②振腹 10 分钟,③揉百会 200 次,④揉龟尾 100 次,⑤拿肚角 10 次,⑥捏脊 9 遍。

小儿推拿治疗本病一般每天 1 次,病情重者每天 2 次,一般治疗 5 天为 1 个疗程。

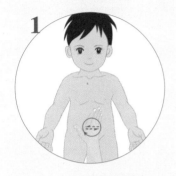

摩揉腹:通过大鱼际、小鱼际在腹部交替做小范围环旋摩揉动作。

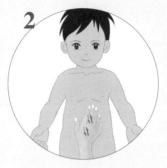

振腹:掌心对神阙穴,做连续快速的振动,每分钟 200~300 次。

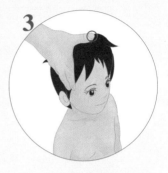

揉百会:正中线与两耳尖连线交会于头顶处,用拇指端揉。

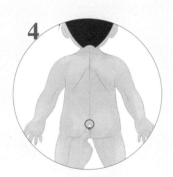

揉龟尾:尾椎骨端,以食指或中指端揉。

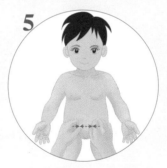

拿肚角:脐下 2 寸,再左右平开 2 寸,双手拿捏、上提后放松。

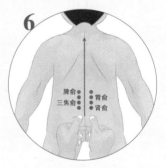

捏脊:自龟尾至大椎穴,双手一紧一松交替向上挤捏推进。

注:捏脊,捏 9 遍,3 捏 1 提,捏拿患儿脊背第 5 遍开始,重提患儿督脉两旁的背俞穴,主选脾俞、胃俞、三焦俞、肾俞,用双手的拇指与食指合作分别将背俞穴处的皮肤,用较重的力量在捏拿的基础上,向后上方用力提拉一下。

中医辨证治疗

1. 身热、大便干，加清大肠 200 次、运水入土 200 次、退六腑 200 次、推下七节骨 100 次；

2. 身不热，大便稀溏，加补大肠 200 次、揉二人上马 100 次、推三关 200 次、推上七节骨 100 次；

3. 食欲不振，加补脾经 200 次。

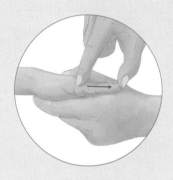

清大肠：食指桡侧，自指根推向指尖。

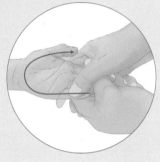

运水入土：从小指尖沿手掌边缘，经小天心推运至拇指尖。

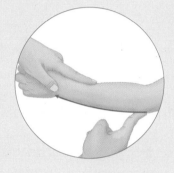

退六腑：用食、中指指腹自肘横纹推向腕横纹。

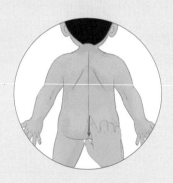

推下七节骨：第 4 腰椎至尾椎骨端，自上向下做直推。

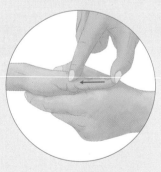

补大肠：食指桡侧，自指尖推向指根。

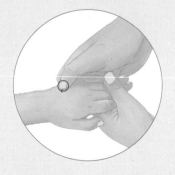

揉二人上马：在掌背小指、无名指掌骨中间，用拇指面揉。

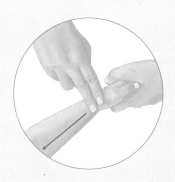 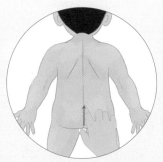 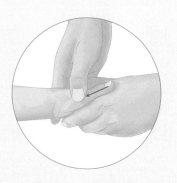

推三关：以食、中指指腹自腕横纹推向肘横纹。

推上七节骨：第4腰椎至尾椎骨端，自下向上做直推。

补脾经：拇指伸直，自指尖推至指根关节横纹处。

预防与护理

1. 脱肛久不复位则可致脱出组织坏死，因此对严重脱肛患儿应引起重视。

2. 根据病程之长短，病情之虚实，运用补泻手法。

3. 注意小儿肛周护理，腹部免受寒凉。

4. 积极参加体育锻炼，及时补充营养，增强体质，增强肛门括约肌的收缩力。

5. 注意治疗引起小儿脱肛的原发病如便秘、慢性腹泻等，并尽量避免引起腹压增大的因素，如哭闹、便秘等。

6. 有便秘的小儿，应多喝水，多吃水果、蔬菜，禁食冷饮、煎炸、辛辣食品。

7. 小儿脱肛可用手按揉复位，如有肛门周围肿痛时，可用热水坐浴，加速局部血液循环，促使脱肛复原。

8. 改变患儿大便的体位，避免蹲式排便，可由家长抱着排便或坐小儿坐便盆排便。

食疗调理

1. 黄芪大枣荷叶粥

黄芪 10 克、大枣 10 克、荷叶 3 克、大米 50 克,将大米洗净加水煮,开锅后加入黄芪、大枣同煮,待大米开花加入荷叶即可食用,适用于气虚下陷型脱肛。

2. 薏苡仁赤小豆芡实粥

薏苡仁 30 克、赤小豆 10 克、芡实 10 克、大米 30 克。赤小豆捣碎浸泡,薏苡仁、芡实、大米洗净,加水适量煮熟食用,适用于实热下迫型小儿脱肛。

· 磨 牙 ·

小儿磨牙通常是指上下牙齿互相摩擦,常常发生在夜间睡眠中。孩子脾胃薄弱,饮食不规律、饮食过量,或情志不畅,脾虚肝热均可诱发小儿磨牙。中医认为小儿脾胃发育不完善,消化吸收的功能较弱,因此,一旦喂养不当,就容易出现脾胃方面的问题,加上孩子饥饱不知自调,就容易脾胃积滞生热导致磨牙。

中医认为,早晨是人体阳气生发的时节,捏脊治疗小儿磨牙时宜在早晨空腹时、晚间睡眠前各捏脊一次,此时进行捏脊治疗可以增强小儿脾胃运化功能,晚间捏脊治疗可以起到安神助眠、消食导滞的作用。有些孩子牙齿排列不齐,咬合紊乱,容易出现磨牙,应请口腔科医生进行治疗。

病案举例

刘某,男,4岁2个月。夜间磨牙半年来诊。患儿入睡后出现"格格"的磨牙声,睡眠中流口水,易烦躁不安,手足心热,喜食冷饮,食欲欠佳,腹部略胀满。舌边尖红有芒刺,苔白。

诊断:小儿磨牙。

治则:健脾和胃,清热泻火。

治法:摩揉腹5分钟,振腹10分钟,顺运内八卦300次,补脾经300次,清胃经300次,推四横纹200次,捏脊9遍。5次治疗后患儿痊愈。

基础治疗 | ①摩揉腹 5 分钟,②振腹 10 分钟,③顺运内八卦 100 次,④补脾经 200 次,⑤清胃经 200 次,⑥捏脊 9 遍。

小儿推拿治疗本病一般每天 1 次,病情重者每天 2 次,一般治疗 5 天为 1 个疗程。

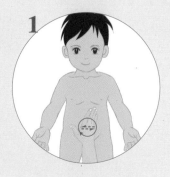

摩揉腹:通过大鱼际、小鱼际在腹部交替做小范围环旋摩揉动作。

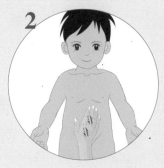

振腹:掌心对神阙穴,做连续快速的振动,每分钟 200~300 次。

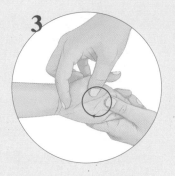

顺运内八卦:用拇指螺纹面顺时针做运法,运至离宫宜轻按。

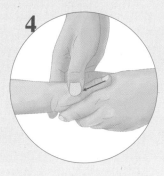

补脾经:拇指伸直,自指尖推至指根关节横纹处。

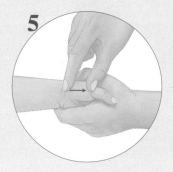

清胃经:自掌根离心方向推至拇指指根。

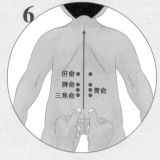

捏脊:自龟尾至大椎穴,双手一紧一松交替向上挤捏推进。

注:捏脊,捏 9 遍,3 捏 1 提,捏拿患儿脊背第 5 遍开始,重提患儿督脉两旁的背俞穴,主选脾俞、胃俞、肝俞、三焦俞,用双手的拇指与食指合作分别将背俞穴处的皮肤,用较重的力量在捏拿的基础上,向后上方用力提拉一下。

中医辨证治疗

1. 牙齿格格作响,脘腹部胀满,不思饮食,口渴喜饮,口气酸腐,大便有不消化的酸腐气味,烦躁不安,手心发热,加揉板门 200 次、推四横纹 100 次。

2. 夜间磨牙时作时止,遇紧张、情绪激动时加重,平素烦急易怒,厌食,加补肾经 100 次、揉中脘 100 次、揉足三里 50 次。

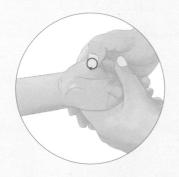

揉板门:用拇指螺纹面揉按手掌大鱼际平面。

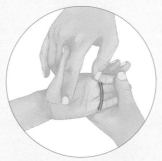

推四横纹:用拇指螺纹面从食指横纹处至小指横纹处来回推。

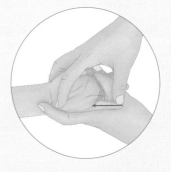

补肾经:从小指指尖推到指根。

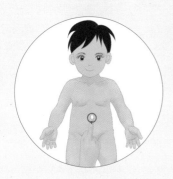

揉中脘:脐正中上 4 寸,用中指端按揉。

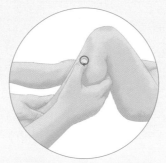

揉足三里:外膝眼下 3 寸,用拇指螺纹面按揉。

·夜　啼·

夜啼是婴儿时期常见的一种睡眠障碍。小儿夜啼常发生在半岁以内的婴儿时期。孩子白天如常,入夜睡眠时啼哭不安,甚则通宵达旦的哭闹,老百姓俗称"夜哭郎",临床表现为夜间啼哭不安,情绪烦躁,身腹俱热,腹喜摩按,大便不调,小便短赤,舌尖红,苔薄黄,指纹红紫。患病后,持续时间少则数日,多则连月不愈。本病相当于现代医学的婴幼儿睡眠障碍等疾病,不包括由于伤乳、发热及其他疾病因素引起的小儿啼哭。

病案举例

郑某某,男,6个月。在夜间2~3点,睡中啼哭半个月就诊。患儿每于夜间睡眠时出现哭泣,哭声洪亮,转醒后仍啼哭不止,喂奶后可稍停,但易吐奶,反复1~2小时复睡,日间安睡,时有惊悸、烦躁,大便偏干,2~3日一行。面色偏红,口周泛青,腹部胀满。舌红苔白,指纹青紫。

诊断:小儿夜啼(心火炽盛,上扰神明)。

治则:清热安神。

治法:摩揉腹5分钟,振腹10分钟,清天河水300次,清肝经300次,清胃经300次,捣小天心200次,捏脊9遍。推拿2次后夜啼减轻,治法不变,5次后痊愈。

基础治疗

①摩揉腹 5 分钟，②振腹 10 分钟，③补脾经 100 次，④清天河水 100 次，⑤揉中脘 200 次，⑥捏脊 9 遍。

小儿推拿治疗本病一般每天 1 次，病情重者每天 2 次，一般治疗 5 天为 1 疗程。

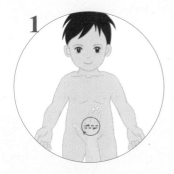

摩揉腹：通过大鱼际、小鱼际在腹部交替做小范围环旋摩揉动作。

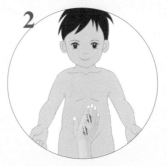

振腹：掌心对神阙穴，做连续快速的振动，每分钟 200~300 次。

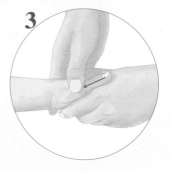

补脾经：拇指伸直，自指尖推至指根关节横纹处。

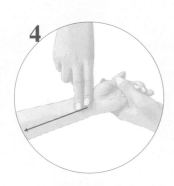

清天河水：用食、中指指腹自腕横纹推向肘横纹。

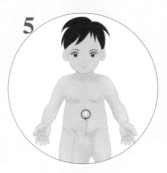

揉中脘：脐正中上 4 寸，用中指端按揉。

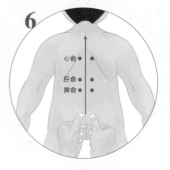

捏脊：自龟尾至大椎穴，双手一紧一松交替向上挤捏推进。

注：捏脊，捏 9 遍，3 捏 1 提，捏拿患儿脊背第 5 遍开始，重提患儿督脉两旁的背俞穴，主选脾俞、心俞、肝俞，用双手的拇指与食指合作分别将背俞穴处的皮肤，用较重的力量在捏拿的基础上，向后上方用力提拉一下。

中医辨证治疗

1. 时哭时止,睡觉时蜷卧,手足发凉不温,吃奶无力,面色青白,口唇颜色淡白,加分阴阳 30~50 次、顺运内八卦 100 次、揉天枢 100 次。

2. 情绪烦躁不安,哭声响亮,面赤唇红,大便干结,小便颜色发黄,加分阴阳 30~50 次、揉板门 300 次、清心经 100 次。

3. 夜间突然啼哭,哭声尖锐,时急时缓,神情惧怕,惊恐不安,加清肝经 100 次、顺运内八卦 100 次。

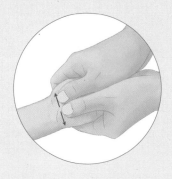

分阴阳:用两拇指螺纹面从穴位中点向左右分推。

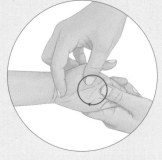

顺运内八卦:用拇指螺纹面顺时针做运法,运至离宫宜轻按。

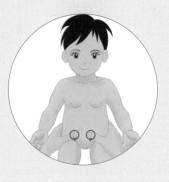

揉天枢:肚脐左右旁开 2 寸,用拇指端按揉二穴。

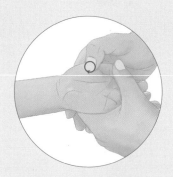

揉板门:用拇指螺纹面揉按手掌大鱼际平面。

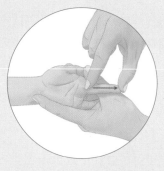

清心经:从中指指根推到指端。

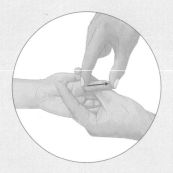

清肝经:从食指根推到指端。

预防与护理

1. 注意保持正常的婴幼儿作息时间，晚间不要让孩子玩得太兴奋，让孩子安静入睡。中医讲"胃不和则卧不安"，饮食上宜清淡饮食，合理喂养，做到"乳贵有时，食贵有节"，晚餐不要过饱，防止小儿积食。

2. 运用推拿手法治疗小儿夜啼，宜在晚间进行，中医认为此时进行推拿治疗可以起到宁心安神的功效。

3. 夜啼小儿如同时患有某些急性感染性疾病，也不宜同时进行推拿治疗，可以等疾病痊愈后再施治。

4. 哺乳期间，母亲应保持心情舒畅，饮食少吃辛辣、不易消化的食物。

夜啼验方

1. 莲子芯 10 克，菊花 6 克，连翘芯 6 克，生甘草 3 克。

用法：水煎服。每日服 2 次，每次服 2~3 汤匙。

功效：清心热，泻肝火，解毒，安神。

2. 淮山药 15 克，炒麦芽 12 克，红枣 12 克，生姜 6 克。

用法：水煎服。每日服 2 次，每次服 1~2 汤匙。

功效：健脾，和胃，祛寒。

3. 小麦 30 克，芡实 15 克，黑枣 6 枚。

用法：将黑枣去核，与小麦、芡实一同加清水煎服。每日 1 剂，连服 7 天。

功效：健脾和胃，适用于小儿脾胃气虚所致的夜啼。

食疗调理

1. 消积茶

山楂 5 克、麦芽 5 克。洗净加水煎，去渣取汁加少量白糖饮用，有消食化滞，行气消胀的功效,适合脾虚食积所致夜啼的孩子服用。

2. 百合莲子茶

百合 20 克、莲子 20 克,洗净煮汁饮用,适合受到惊吓所致夜啼的孩子服用。

3. 竹芯茶

灯芯草 2 克、淡竹叶 3 片,煎汤取汁,代茶喂饮,有清心安神的功效,适合因心火旺盛引起的小儿夜啼。

·汗　证·

汗证包括自汗和盗汗。所谓自汗,是不因活动、炎热或衣服过厚等原因而汗出不已,表现为经常汗出,动则尤甚,形寒肢冷,神疲乏力,易感冒;盗汗则是睡中汗出,醒后即收,收后不恶寒,反觉烦热,表现为睡时汗出,醒后自止,五心烦热,神萎不振,舌红少苔。

中医认为自汗多因卫气不固、津液外泄所致;盗汗多由于阴虚热扰、心液不能敛涩所致。由于汗证发越阳气,外泄阴液,故能影响阳气的盛衰和津液的消长。

病案举例

杨某某,男,5 岁,夜间出汗 1 年。患儿每日夜间汗出较多,衣服及被褥均湿透,夜间需更换衣物 1~2 次。神疲,易乏力,易感冒,形体消瘦,舌红少苔,脉细数。

诊断:小儿盗汗。

治则:益气健脾,滋阴固表。

治法:摩揉腹 5 分钟,振腹 10 分钟,顺运内八卦 500 次,清补肝经300 次,补脾经 300 次,揉二人上马 300 次,清天河水 300 次,掐二人上马5 次,捏脊 9 遍。连续治疗 5 天后症状缓解,夜间汗出减少,去掐二人上马,加摩腹 200 次(顺逆时针同数),治疗 10 天后基本痊愈。

自汗施治方法

①摩揉腹 5 分钟,②振腹 10 分钟,③顺运内八卦 100 次,④揉二人上马 200 次,⑤清补脾 100 次,⑥捏脊 9 遍。

小儿推拿治疗自汗一般每天 1 次,病情重者每天 2 次,一般治疗 5 天为 1 疗程。

1

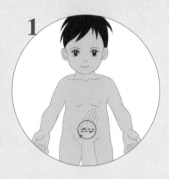

摩揉腹:通过大鱼际、小鱼际在腹部交替做小范围环旋摩揉动作。

2

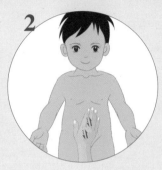

振腹:掌心对神阙穴,做连续快速的振动,每分钟 200~300 次。

3

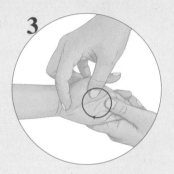

顺运内八卦:用拇指螺纹面顺时针做运法,运至离宫宜轻按。

4

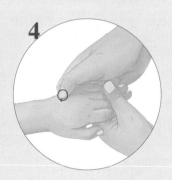

揉二人上马:在掌背小指、无名指掌骨中间,用拇指面揉。

5

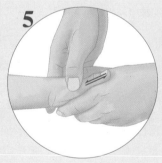

清补脾:拇指伸直,自指根至指尖来回推之。

6

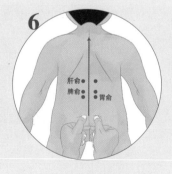

捏脊:自龟尾至大椎穴,双手一紧一松交替向上挤捏推进。

注:捏脊,捏 9 遍,3 捏 1 提,捏拿患儿脊背第 5 遍开始,重提患儿督脉两旁的背俞穴,主选胃俞、脾俞、肝俞,用双手的拇指与食指合作分别将背俞穴处的皮肤,用较重的力量在捏拿的基础上,向后上方用力提拉一下。

盗汗施治方法

①摩揉腹 5 分钟,②振腹 10 分钟,③顺运内八卦 100 次,④揉二人上马 200 次,⑤清肝经 100 次,⑥清天河水 100 次,⑦捏脊 9 遍。

小儿推拿治疗盗汗一般每天 1 次,病情重者每天 2 次,一般治疗 5 天为 1 疗程。

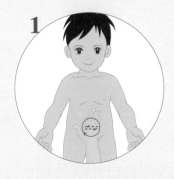

摩揉腹:通过大鱼际、小鱼际在腹部交替做小范围环旋摩揉动作。

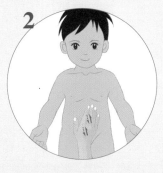

振腹:掌心对神阙穴,做连续快速的振动,每分钟 200~300 次。

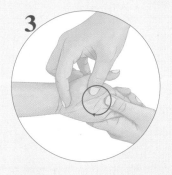

顺运内八卦:用拇指螺纹面顺时针做运法,运至离宫宜轻按。

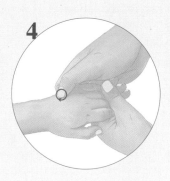

揉二人上马:在掌背小指、无名指掌骨中间,用拇指面揉。

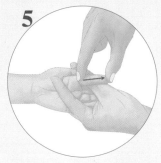

清肝经:从食指根推到指端。

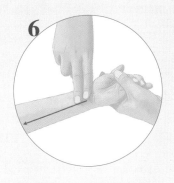

清天河水:用食、中指指腹自腕横纹推向肘横纹。

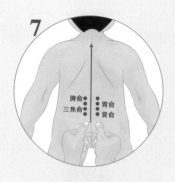

注：捏脊，捏9遍，3捏1提，捏拿患儿脊背第5遍开始，重提患儿督脉两旁的背俞穴，主选脾俞、胃俞、三焦俞、肾俞，用双手的拇指与食指合作分别将背俞穴处的皮肤，用较重的力量在捏拿的基础上，向后上方用力提拉一下。

捏脊：自龟尾至大椎穴，双手一紧一松交替向上挤捏推进。

预防与护理

1. 对于易盗汗的小儿，应多接触阳光，多进行户外锻炼，以增强体质。

2. 小儿盗汗以后，要及时擦干皮肤并换衣服，避免小儿受凉感冒，注意及时补充水分和盐分。

3. 被褥要经常晾晒，阳光的作用不仅在于加热干燥，还有消毒杀菌的作用。

4. 缺钙引起的盗汗，应适当补充钙、磷、维生素D等。

食疗调理

百合蜂蜜水

干百合50克、蜂蜜100克，将上两味共上锅蒸1小时，趁热调匀，冷后备用，每日适量分2次服用，主治小儿盗汗。

·湿　疹·

　　婴儿湿疹是一种婴儿时期的过敏性皮肤炎症,俗称"奶癣"。患儿常常由于对牛奶、母乳和蛋清等食物过敏,而引起的变态反应性皮肤病。皮损形状各异,经常从头面部开始,遍及全身,以丘疱疹为主,呈多形性损害,有渗出倾向,反复发作,急性、慢性期重叠交替,伴剧烈瘙痒。

　　过敏因素是本病最主要的病因,过敏体质婴儿容易发生湿疹。婴儿的皮肤角质层比较薄,毛细血管网丰富而且内皮含水比较多,对各种刺激因素较敏感,在过敏体质的基础上,加上诱因则容易发病。中医认为,本病的发生多因过敏体质,风湿侵袭,留于气血,或是出生后风湿客于肌肤而成。

病案举例

　　张某某,6个月,头面部湿疹2个月。患儿满月后额头及面颊处可见红色小皮疹,经常往枕头上蹭头面部,易哭闹烦躁,应用激素类软膏有效,停药后立即复发。

　　诊断:幼儿湿疹。

　　治则:清热化湿。

　　治法:摩揉腹5分钟,振腹10分钟,补脾经300次,清肺经300次,推三关300次,清天河水300次,按揉大椎200次,风池、肩井各拿5次,按揉血海、阴陵泉各200次,捏脊9遍。苦参30g、马齿苋30g,煎水1000ml,配合擦洗。5天后患儿好转,瘙痒减轻去拿风池、肩井,继续操作2周,患儿痊愈。

基础治疗 ①摩揉腹 5 分钟,②振腹 10 分钟,③补脾经 100 次,④清肺经 100 次,⑤推箕门 200 次,⑥清天河水 100 次,⑦拿风池 10 次,⑧拿肩井 10 次,⑨捏脊 9 遍。

小儿推拿治疗本病一般每天 1 次,治疗 5 天为 1 疗程。

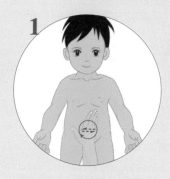

摩揉腹:通过大鱼际、小鱼际在腹部交替做小范围环旋摩揉动作。

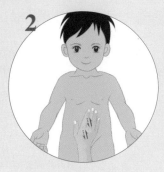

振腹:掌心对神阙穴,做连续快速的振动,每分钟 200~300 次。

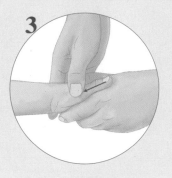

补脾经:拇指伸直,自指尖推至指根关节横纹处。

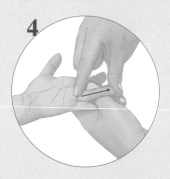

清肺经:从无名指指根推到指端。

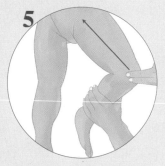

推箕门:自膝关节内侧向上推至腹股沟。

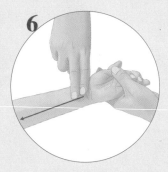

清天河水:用食、中指指腹自腕横纹推向肘横纹。

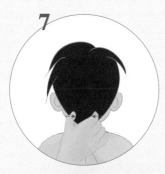

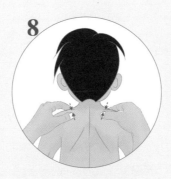

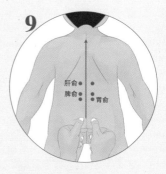

拿风池：胸锁乳突肌与斜方肌上端之间凹陷处，用拇、食指拿。

拿肩井：拇指与食、中两指相对着力，交替提拿肩井处筋肉。

捏脊：自龟尾至大椎穴，双手一紧一松交替向上挤捏推进。

注：捏脊，捏9遍，3捏1提，捏拿患儿脊背第5遍开始，重提患儿督脉两旁的背俞穴，主选胃俞、脾俞、肝俞，用双手的拇指与食指合作分别将背俞穴处的皮肤，用较重的力量在捏拿的基础上，向后上方用力提拉一下。

预防与护理

1. 哺乳期妈妈应该注意忌口，少食辛辣刺激的食物，多喝水。

2. 局部不用水洗，少洗澡，不接触肥皂。

3. 小儿勿穿戴和接触羊毛织物。

·口　疮·

　　口疮是指口腔黏膜发生的炎症性的病变,多见于上呼吸道感染或发热之后。中医认为口疮是由于小儿外感风热之邪,或体内积热,或虚火上炎等引起。

　　小儿生口疮时,如正在患有某些急性感染性疾病,应积极治疗急性感染性疾病,不宜同时进行捏脊治疗。日常护理方面,注意保持口腔卫生,进食后经常漱口。特别是患急性热病的小儿,更应注意口腔护理。饮食上宜清淡,多食新鲜水果、蔬菜,禁辛辣、油炸食品,晚餐不要过饱,防止小儿积食生热。反复口疮的孩子应注意补充维生素,增强体质。

病案举例

　　谢某某,女,11 个月,口内生疮 3 天就诊。患儿舌尖及口颊黏膜可见 2 处小溃疡,哭闹,不敢吃奶,流口水,伴发热,体温 38.1℃,大便干,睡眠差,咽红,舌红,苔白厚腻,指纹青紫。

　　诊断:小儿口疮。

　　治则:清心热,泻火。

　　治法:摩揉腹 5 分钟,振腹 10 分钟,清脾经 500 次,清胃经 500 次,退六腑 500 次,推四横纹 300 次。治疗 3 次后,口疮减轻,热退。去退六腑,改为清天河水 300 次、揉小横纹 10 分钟,推拿 5 天痊愈。

基础治疗 | ①摩揉腹 5 分钟，②振腹 10 分钟，③清心经 100 次，④清胃经 100 次，⑤清天河水 100 次，⑥捏脊 9 遍。

小儿推拿治疗本病一般每天 1 次，病情重者每天 2 次，一般治疗 5 天为 1 疗程。

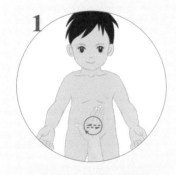

摩揉腹：通过大鱼际、小鱼际在腹部交替做小范围环旋摩揉动作。

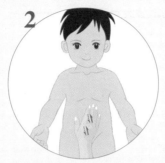

振腹：掌心对神阙穴，做连续快速的振动，每分钟 200~300 次。

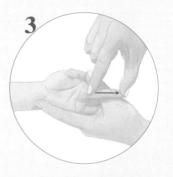

清心经：从中指指根推到指端。

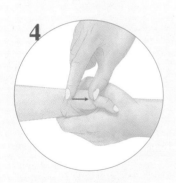

清胃经：自掌根离心方向推至大指根。

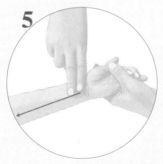

清天河水：用食、中指指腹自腕横纹推向肘横纹。

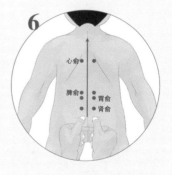

捏脊：自龟尾至大椎穴，双手一紧一松交替向上挤捏推进。

注：捏脊，捏 9 遍，3 捏 1 提，捏拿患儿脊背第 5 遍开始，重提患儿督脉两旁的背俞穴，主选脾俞、心俞、胃俞、肾俞，用双手的拇指与食指合作分别将背俞穴处的皮肤，用较重的力量在捏拿的基础上，向后上方用力提拉一下。

中医辨证治疗

发热,加退六腑 200 次;流口水重,加揉小横纹 100 次;烦躁惊悸,加捣小天心 30~50 次。外用柿霜、西瓜霜或冰硼散涂口腔。

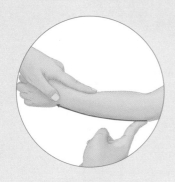

退六腑:用食、中指指腹自肘横纹推向腕横纹。

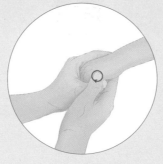

揉小横纹:在掌面小指根横纹下,用拇指端按揉。

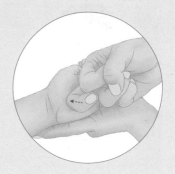

捣小天心:大小鱼际交接凹陷处,用屈曲的指间关节捣。

食疗调理

1. 桑菊薄荷茶

桑叶 3 克、菊花 5 克、薄荷 2 克。洗净加开水泡饮,可加少量白糖饮用,有清热润肺的功效,适合外感风热引起的口疮。

2. 芦根石斛茶

鲜芦根 10 克、鲜石斛 3 克。煎汤取汁,代茶饮,有养阴益气生津的功效,适用于阴虚火旺引起的小儿口疮。

3. 糖渍西瓜肉

将西瓜肉去子、切成条,曝晒至半干,加白糖搅匀腌渍,再曝晒至干,再加白糖少许即可食用,适用于素体积热型口疮。

· 贫 血 ·

小儿贫血中最常见的是缺铁性贫血,多见于6个月至3岁的婴幼儿。轻度贫血可无自觉症状,中度以上的贫血,可出现头晕乏力、食欲不振、烦躁等,并伴有不同程度的面色苍白和指甲、口唇、睑结膜苍白。重度贫血或长期轻中度贫血,可导致脏腑功能失调,免疫力下降,易患感染性疾病,部分患儿可有肝脾肿大。

检查:以血红蛋白量减低为主。贫血早期红细胞数不减少,随着病情的发展红细胞数也减少。红细胞平均容积小于正常,红细胞平均血红蛋白量和红细胞平均血红蛋白浓度均降低。平均血红蛋白浓度(MCHC)< 31%,红细胞平均体积(MCV)< 80FL,平均血红蛋白量(MCH)< 27pg。3个月至6岁血红蛋白浓度< 110g/L;6岁以上血红蛋白浓度< 120g/L。

病案举例

周某,男,8个月,贫血1个月就诊。患儿一个多月前感冒后出现食欲减退,拒绝辅食,少量喝奶,每日200ml左右。近一个月逗笑反应较前减弱,面部呆滞,7个月不能坐起。精神较差,眼神欠灵活,肢体活动少,面色少华、苍白,大便溏,小便可。自述曾服用铁剂补血。舌淡,苔白。查血常规,RBC:2.24×10^{12}/L,Hb:68g/L。

诊断:幼儿贫血。

治则:益气健脾,养血补血。

治法:摩揉腹5分钟,振腹10分钟,补脾经200次,补肝经200次,补肾经200次,顺运内八卦200次,捣小天心100次,推三关100次,摩腹200次,揉足三里100次,捏脊9遍。1周后,家属表示患儿精神渐复,RBC:3.08×10^{12}/L,Hb:85g/L。去补肝经、捣小天心,加补脾经300次、揉板门200次。1个疗程后患儿饮食正常,RBC:4.02×10^{12}/L,Hb:113g/L。

基础治疗 | ①摩揉腹 5 分钟,②振腹 10 分钟,③顺运内八卦 100 次,④补脾经 100 次,⑤捏脊 9 遍。

小儿推拿治疗本病一般每天 1 次,治疗 10 天为 1 疗程。

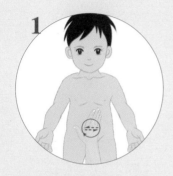

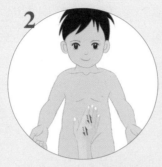

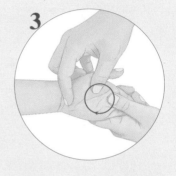

摩揉腹:通过大鱼际、小鱼际在腹部交替做小范围环旋摩揉动作。

振腹:掌心对神阙穴,做连续快速的振动,每分钟 200~300 次。

顺运内八卦:用拇指螺纹面顺时针做运法,运至离宫宜轻按。

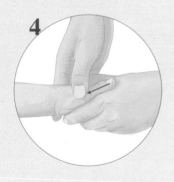

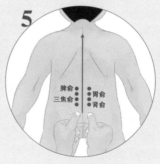

补脾经:拇指伸直,自指尖推至指根关节横纹处。

捏脊:自龟尾至大椎穴,双手一紧一松交替向上挤捏推进。

注:捏 9 遍,3 捏 1 提,捏拿患儿脊背第 5 遍开始,重提患儿督脉两旁的背俞穴,主选脾俞、胃俞、三焦俞、肾俞,用双手的拇指与食指合作分别将背俞穴处的皮肤,用较重的力量在捏拿的基础上,向后上方用力提拉一下。

中医辨证治疗

1.出生后面色、口唇苍白,神疲乏力,毛发稀疏,大便干结,加补胃经 100 次、推四横纹 100 次。

2.面色萎黄,口唇色淡,疲乏无力,食欲不振,加补肾经 100 次、揉中脘 100 次、揉足三里 50 次。

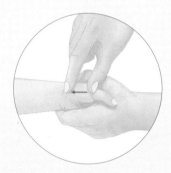

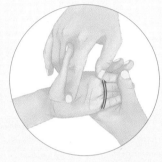

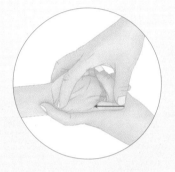

补胃经:自指根向心方向推至掌根。

推四横纹:用拇指螺纹面从食指横纹处至小指横纹处来回推。

补肾经:从小指指尖推到指根。

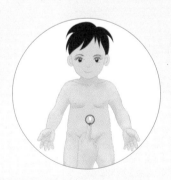

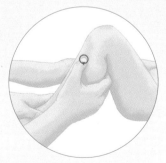

揉中脘:脐正中上 4寸,用中指端按揉。

揉足三里:外膝眼下 3寸,用拇指螺纹面按揉。

预防与护理

1. 患儿病情轻重,有严重出血倾向的患儿不可使用本法。

2. 体质较差的患儿每次操作时间缩短。

3. 注意患儿的营养,多吃含铁的食物。

4. 注意妊娠期贫血的预防和治疗。

食疗调理

1. 山药薏仁黑芝麻粥

山药20克、薏苡仁20克、黑芝麻10克、大米30克,将山药、薏苡仁洗净加水煮,开锅30分钟后加入大米,加水熬煮成粥后加黑芝麻即可食用,适合于贫血的小儿食用。

2. 薏苡仁荷叶莲子大枣粥

薏苡仁20克、莲子10克、荷叶5克、大枣10克、大米30克。薏苡仁、莲子洗净加水500克,熬煮30分钟后,加荷叶、大枣、大米煮至大米熟烂,适合于脾胃虚弱喂养不当的贫血小儿服用。

3. 桂圆枸杞粥

桂圆肉、枸杞子、黑米各15克,分别洗净,同入锅,加水适量,大火煮沸后改小火煨煮,至米烂汤稠即可,适合于小儿营养不良性贫血,伴有口唇、黏膜苍白,面色欠红润,食欲不佳。

·注意力缺陷多动症·

注意力缺陷多动症,在我国又称为多动症,是一种较常见的儿童时期行为障碍性疾病。表现为与年龄不相称的明显注意力集中困难和注意持续时间短暂。其他的临床特征还包括活动量过多,自制力弱,或有情绪不稳、冲动任性及学习困难,但智力正常或基本正常。本病患病率约为3%~7%,男孩多于女孩,多见于学龄期儿童。其发病与遗传、产伤、环境污染、家庭和心理因素、社会因素等有一定关系。一般认为随着年龄的增长,本病症状会逐渐消失,但仍有部分会持续到成人期,故需要积极治疗。

病案举例

李某,男,9岁。患儿纳差,面色不华,气短寐少,多动不宁,不能按时完成作业,注意力不集中,二便正常,舌淡,苔白,脉细。

诊断:注意力缺陷多动症。

治则:补益心脾,宁心安神。

治法:摩揉腹5分钟,振腹10分钟,开天门200次,推坎宫200次,揉太阳200次,补脾经200次,补胃经200次,清补心经200次,顺运内八卦100次,推三关100次,揉足三里100次,捏脊9遍。操作3次后,家长表示患儿精神状态好转,能连续看书1个小时,饮食增加,去补胃经、清补心经,加揉中脘100次。1个月后康复。

基础治疗 ┊ ①摩揉腹 5 分钟，②振腹 10 分钟，③补脾经 200 次，④补胃经 200 次，⑤揉足三里 200 次，⑥捏脊 9 遍。

小儿推拿治疗本病一般每天 1 次，5 天为 1 个疗程。

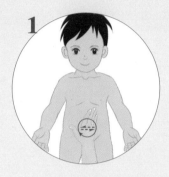

摩揉腹：通过大鱼际、小鱼际在腹部交替做小范围环旋摩揉动作。

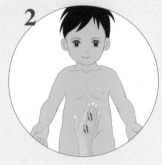

振腹：掌心对神阙穴，做连续快速的振动，每分钟 200~300 次。

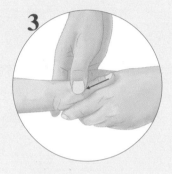

补脾经：拇指伸直，自指尖推至指根关节横纹处。

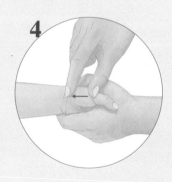

补胃经：自指根向心方向推至掌根。

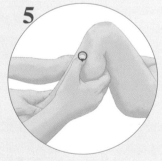

揉足三里：外膝眼下 3 寸，用拇指螺纹面按揉。

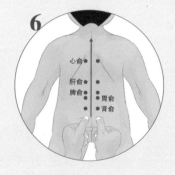

捏脊：自龟尾至大椎穴，双手一紧一松交替向上挤捏推进。

注：捏脊，捏 9 遍，3 捏 1 提，在捏拿患儿脊背第 5 遍开始，重提患儿督脉两旁的背俞穴，主选心俞、肝俞、脾俞、胃俞、肾俞，用双手的拇指与食指合作分别将背俞穴处的皮肤，用较重的力量在捏拿的基础上，向后上方用力牵拉一下。

中医辨证治疗

1.遗尿乏力,五心烦热,盗汗梦多,大便秘结,舌质红,舌苔薄,加补肾经200次、清肝经200次、揉二人上马200次、揉百会50次。

2.多动而不暴躁,面色无华,舌质红,舌苔白,加清心经200次、擦督脉及膀胱经第一侧线30次。

3.烦躁不安,兴趣多变,懊恼不眠,舌质红,苔黄腻,加揉小天心200次、擦胁肋50次、分推膻中50次。

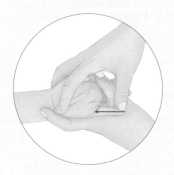

补肾经:从小指指尖推到指根。

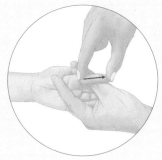

清肝经:从食指根推到指端。

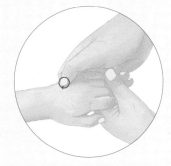

揉二人上马:在掌背小指、无名指掌骨中间,用拇指面揉。

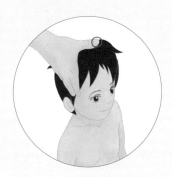

揉百会:正中线与两耳尖连线交会于头顶处,用拇指端揉。

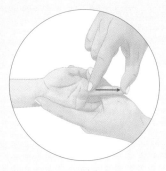

清心经:从中指指根推到指端。

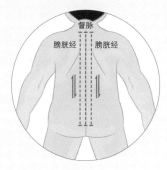

擦督脉及膀胱经:沿督脉和膀胱经上下擦摩。

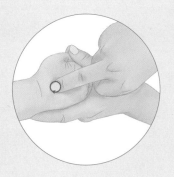 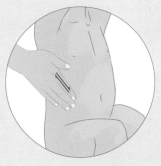 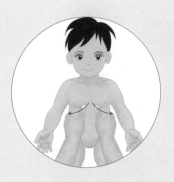

揉小天心：大小鱼际交接处凹陷中，中指端揉。

擦胁肋：双手在患儿两侧胁肋部自上而下搓摩。

分推膻中：两乳头连线中点，用双手拇指从膻中向左右分推。

预后与护理

1. 关心患儿，对其行为和学习进行耐心的帮助与训练，要循序渐进，不责骂、不体罚，稍有进步，给予表扬和鼓励，帮助患儿树立信心。

2. 训练患儿有规律地生活，起床、吃饭、学习等都要形成规律，培养良好的生活习惯。加强管理，及时疏导，防止攻击性、破坏性及危险性行为发生。

3. 保证患儿营养，多食新鲜食物和富含锌、铁、维生素及蛋白质的食物，避免食用有兴奋性和刺激性的食物。

4. 本病的治疗还需配合良好的教育方法及心理治疗。

食疗调理

山楂大枣荞麦茶

鲜山楂 30 克，大枣 5 个，荞麦 30 克，蜂蜜适量。将大枣洗净切碎，备用，将鲜山楂研碎去籽，二者与荞麦放入热水中冲泡，盖杯 10 分钟，滤渣取汁。根据口味适量加入蜂蜜即可。本品可健脾和胃，改善多动症。

·流　涎·

　　流涎是指小儿唾液过多而引起口涎外流的一种常见病症,俗称流口水,中医称为"滞颐"。多由于饮食不当,而致脾胃湿热,熏蒸于口,或脾胃虚弱,固摄失职等引起唾液从口内外流而发病。流涎多见于口腔疾患,如小儿口、咽黏膜炎症等均可引起。本病一年四季都可发生,尤以夏季为多,常发生在断奶前后,3 岁以下小儿多见。一般 6 个月以内的流涎增多属于生理现象,不应视为病态。本病不仅影响外观,还常导致下颌部潮红糜烂。小儿流涎早期推拿治疗效果良好,部分患儿可反复发作。现代医学认为小儿流涎是由于口腔黏膜炎症以及颅内病变等神经系统疾病,导致唾液分泌过多,或吞咽障碍所致,另外,虫积、脑瘫、癫痫病发作等均可出现口角流涎。

病案举例

　　于某某,2 岁,口角流涎 2 年。患儿口角流涎,口水清澈,色白不稠,轻则唾液满口,重则从口中溢出,不能自制,大便不实,小便清长,饮食不佳,言语不清。舌胖嫩,苔薄白。

　　诊断:小儿流涎。

　　治则:温补脾阳。

　　治法:摩揉腹 5 分钟,振腹 10 分钟,补脾经 200 次,补肺经 200 次,补肾经 200 次,顺运内八卦 100 次,推三关 100 次,揉迎香 100 次,揉足三里 100 次,捏脊 9 遍。操作 3 次后,第 4 日复诊,患儿家属表示患儿流涎减少,饮食增加。前方改为:补脾经 300 次,补肾经 200 次,顺运内八卦 100 次,推三关 100 次,揉中脘、足三里各 100 次,捏脊 9 遍。1 个疗程后康复。

基础治疗

①摩揉腹 5 分钟,②振腹 10 分钟,③揉迎香 100 次,④揉足三里 100 次,⑤捏脊 9 遍。

小儿推拿治疗本病一般每天 1 次,最好睡醒之后进行治疗,5 天为 1 个疗程。

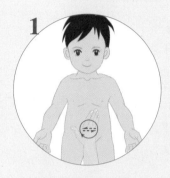

1 摩揉腹:通过大鱼际、小鱼际在腹部交替做小范围环旋摩揉动作。

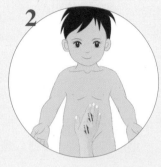

2 振腹:掌心对神阙穴,做连续快速的振动,每分钟 200~300 次。

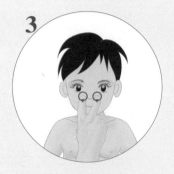

3 揉迎香:鼻翼旁 0.5 寸,鼻唇沟中,用拇指或食、中二指按揉。

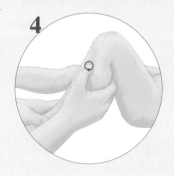

4 揉足三里:外膝眼下 3寸,用拇指螺纹面按揉。

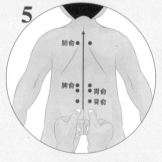

5 捏脊:自龟尾至大椎穴,双手一紧一松交替向上挤捏推进。

注:捏脊,捏 9 遍,3 捏 1 提,在捏拿患儿脊背第 5 遍开始,重提患儿督脉两旁的背俞穴,主选肺俞、脾俞、胃俞、肾俞,用双手的拇指与食指合作分别将背俞穴处的皮肤,用较重的力量在捏拿的基础上,向后上方用力牵拉一下。

中医辨证治疗

1. 流涎黏稠,口气臭秽,食欲不振,大便秘结,小便黄,加清脾经 200 次、清胃经 200 次、清大肠 200 次、清天河水 200 次、掐四横纹 200 次、揉总筋 100 次。

2. 流涎清稀,口淡无味,面色萎黄,肌肉消瘦,懒言乏力,饮食减少,大便稀薄,加补脾经 200 次、补肺经 200 次、补肾经 200 次、顺运内八卦 100 次、推三关 100 次。

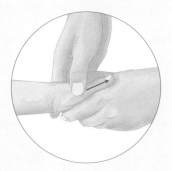

清脾经:拇指伸直,自指根推至指尖。

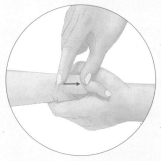

清胃经:自掌根离心方向推至大指根。

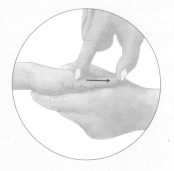

清大肠:食指桡侧,自指根推向指尖。

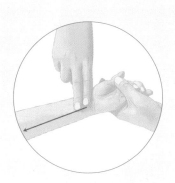

清天河水:用食、中指指腹自腕横纹推向肘横纹。

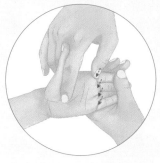

掐四横纹:用拇指甲依次掐四指第一指间关节横纹处。

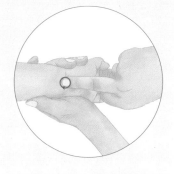

揉总筋:手腕掌侧横纹中部,用中指端按揉。

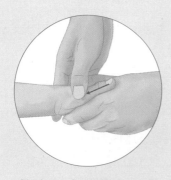

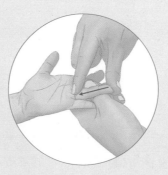

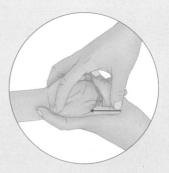

补脾经：拇指伸直，自指尖推至指根关节横纹处。

补肺经：从无名指指端推到指根。

补肾经：从小指指尖推到指根。

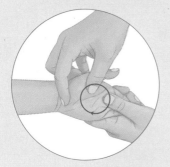

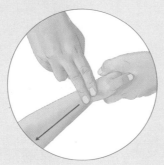

顺运内八卦：用拇指螺纹面顺时针做运法，运至离宫宜轻按。

推三关：以食、中指指腹自腕横纹推向肘横纹。

预防和护理

1. 大人不宜用手经常捏患儿腮部。

2. 患儿下颌部及前颈、胸前部宜保持干燥。

3. 忌食过咸、过酸、辛辣的食物，饮食宜清淡，多食富含维生素、蛋白质的食物。

食疗调理

绿豆粥

绿豆 100g，薏苡仁 150g，大米 100g。将绿豆、薏苡仁、大米分别洗净，同放入锅中煮成粥，放凉后给患儿食用，适用于脾胃湿热型的流涎。

· 惊 风 ·

惊风是小儿时期常见的一种急重病证,以临床出现抽搐、昏迷为主要特征,俗名"抽风"。任何季节均可发生,一般以3个月~6岁的小儿为多见,年龄越小,发病率越高。其证情往往比较凶险,变化迅速,可危及小儿生命。现代医学称为小儿惊厥,小儿中枢神经系统发育不完善,每当高热或者炎症刺激时,容易发生惊风。惊风分为急惊风和慢惊风。急惊风来势凶急,处理不当可使脑组织局部缺氧,甚至引起窒息,发生呼吸和循环衰竭。如治疗不当可遗留后遗症,因此发病时要及时治疗。

病案举例

张某,女,4个月。发热2天,曾给服退热药,四肢抽搐1次。患儿发热,夜间尤甚,最高时达40℃。昨夜突然神志不清,两眼上翻,口吐白沫,上下肢抽搐,2分钟自行缓解。现查体温38.9℃,面色潮红,烦躁不安,颈项强直,大便干,舌质红,苔黄,指纹青紫达命关。

诊断:急惊风。

治则:清气凉营,平肝息风。

治法:摩揉腹5分钟,振腹10分钟,掐人中30次,平肝清肺500次,退六腑500次,揉阳池300次,捣小天心200次,掐五指节100次,捏脊9遍,擦督脉及膀胱经第一侧线50次,配合清瘟败毒饮内服。第2日复诊,推拿后热退,抽风次数减少,精神不振,食欲差。前方改为:退六腑500次,运八卦300次,清胃经300次,捣小天心200次,推天柱骨100次。第3日来诊,患儿热退,精神好转,夜间睡眠时发惊2次。改方:平肝清肺500次,清天河水500次,揉阳池300次,捣小天心200次,拿列缺100次。

基础治疗

①摩揉腹 5 分钟,②振腹 10 分钟,③掐人中 30 次,④揉肩井 30 次,⑤掐十宣 30 次,⑥掐端正 30 次,⑦掐老龙 30 次,⑧掐威灵 30 次,⑨捏脊 9 遍。

小儿推拿治疗本病一般每天 1 次,最好睡醒之后进行治疗,5 天为 1 个疗程。

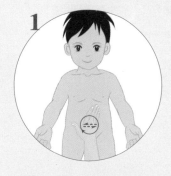

摩揉腹:通过大鱼际、小鱼际在腹部交替做小范围环旋摩揉动作。

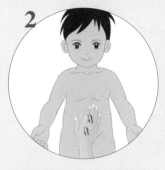

振腹:掌心对神阙穴,做连续快速的振动,每分钟 200~300 次。

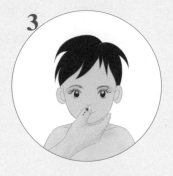

掐人中:鼻唇沟中,用拇指或食指指甲掐人中。

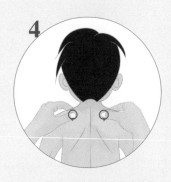

揉肩井:大椎与肩峰连线的中点,双手拇指稍用力按揉肩井处筋肉。

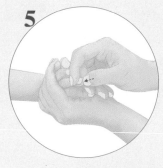

掐十宣:在两手十指指尖,用拇指甲逐指掐之。

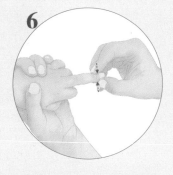

掐端正:在中指末节两侧,手拇指、食指指甲对掐。

7

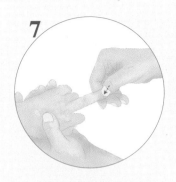

8

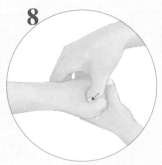

9

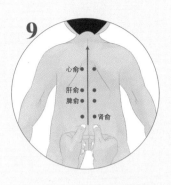

掐老龙：中指甲后 0.1
寸处，用拇指甲掐。

掐威灵：在手背外劳宫
旁，一手持患儿四指，另
一手拇指甲掐穴处。

捏脊：自龟尾至大椎
穴，双手一紧一松交替
向上挤捏推进。

注：捏脊，捏 9 遍，3 捏 1 提，在捏拿患儿脊背第 5 遍开始，重提患儿督脉两旁
的背俞穴，主选心俞、肝俞、脾俞、肾俞，用双手的拇指与食指合作分别将背俞穴处
的皮肤，用较重的力量在捏拿的基础上，向后上方用力牵拉一下。

中医辨证治疗

1. 角弓反张，加拿风池 50 次、推天柱骨 50 次，擦督脉及膀胱经第一侧线 50 次。

2. 痰涎壅盛，加清肺经 100 次、揉膻中 50 次、揉天突 50 次、揉中脘 100 次。

3. 高热者，加退六腑 100 次、清天河水 100 次。

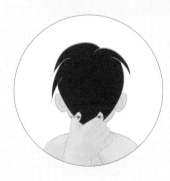

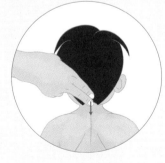

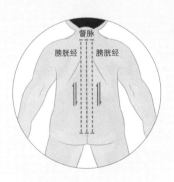

拿风池：胸锁乳突肌与
斜方肌上端之间凹陷
处，用拇、食指拿。

推天柱骨：后发际到大
椎，用食、中二指指面自
上向下直推。

擦督脉及膀胱经：沿督
脉和膀胱经上下擦摩。

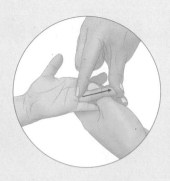

清肺经：从无名指指根推到指端。

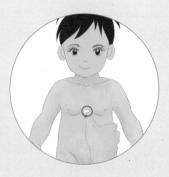

揉膻中：两乳头连线中点，用拇指或中指端揉。

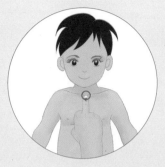

揉天突：胸骨上窝凹陷中，用中指或拇指端揉。

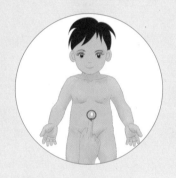

揉中脘：脐正中上4寸，用中指端按揉。

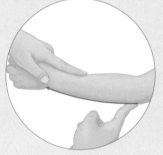

退六腑：用食、中指指腹自肘横纹推向腕横纹。

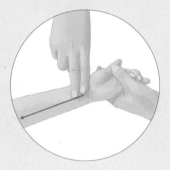

清天河水：用食、中指指腹自腕横纹推向肘横纹。

预后与护理

1. 平时加强体育锻炼，提高免疫力。

2. 避免时邪感染。注意饮食卫生，不吃腐败及变质的食物。

3. 有高热惊厥史患儿，外感发热初起时，要及时降温，服用止痉药物。

4. 抽搐时，切勿用力强制，以免扭伤骨折。将患儿头部歪向一侧，防止呕吐物吸入。必要时可将纱布包裹压舌板，放在上下牙齿之间，防止咬伤舌体。

5. 保持安静，避免刺激，密切注意病情变化。

6. 急则治其标，先开窍，待患儿苏醒后，再分寒热虚实。

· 小儿脑瘫 ·

　　脑瘫为小儿脑性瘫痪的简称,是指出生前至出生后 1 个月内由于各种原因(如感染、出血、外伤等)引起的非进行性中枢性运动功能障碍。本病是小儿时期常见的中枢神经障碍综合征,病变部位在脑,累及四肢,可伴有智力低下、惊厥、听觉与视觉障碍、学习困难、行为异常等,属中医"五迟""五软"范畴。

病案举例

　　王某某,女,3 岁 6 个月,因运动功能落后 3 年就诊。现哭闹烦躁,双下肢不能行走,站立时足尖点地,双手前臂内旋,抓物欠牢,腰软,双下肢肌力 4 级,肌张力亢进。出生时有窒息缺氧史。颅脑 CT 显示:脑白质软化。

　　诊断:小儿脑瘫。

　　治则:滋补肝肾,益气养血。

　　治法:摩揉腹 5 分钟,振腹 10 分钟,补脾经、补肾经各 300 次,平补肝经 200 次,揉二人上马、揉阳池各 300 次,捣小天心 100 次,揉气海、揉关元各 200 次,揉四神聪、揉百会各 200 次,揉足三里 200 次,活动肩、肘、腕、髋、膝、踝关节各 100 次,擦督脉及膀胱经第一侧线至皮肤红为止,捏脊 9 遍。10 次后,患儿情绪平复,帮扶下可足跟站立,去捣小天心、平补肝经,加补肝经 200 次。1 个月后,患儿精神可,能自行站立,搀扶行走。

基础治疗

①摩揉腹 5 分钟,②振腹 10 分钟,③补脾经 300 次,④补肾经 300 次,⑤清肝经 200 次,⑥揉二人上马 300 次,⑦捣小天心 100 次,⑧揉中脘 300 次,⑨揉百会 200 次,⑩揉风池 100 次,⑪揉足三里 100 次,⑫捏脊 9 遍,⑬活动患肢各关节 50 次。

小儿推拿治疗本病一般每天 1 次,10 次为 1 个疗程。

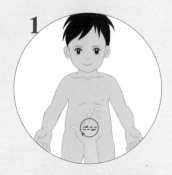

摩揉腹:通过大鱼际、小鱼际在腹部交替做小范围环旋摩揉动作。

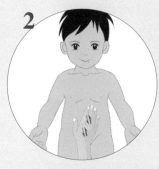

振腹:掌心对神阙穴,做连续快速的振动,每分钟 200~300 次。

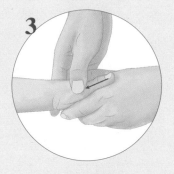

补脾经:拇指伸直,自指尖推至指根关节横纹处。

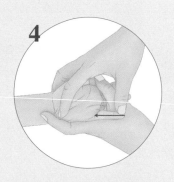

补肾经:从小指指尖推到指根。

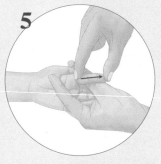

清肝经:从食指根推到指端。

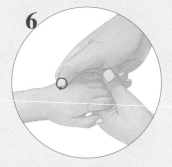

揉二人上马:在掌背小指、无名指掌骨中间,用拇指面揉。

7

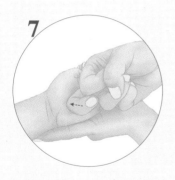

捣小天心：大小鱼际交接凹陷处，用屈曲的指间关节捣。

8

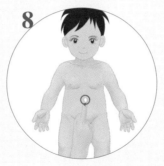

揉中脘：脐正中上 4 寸，用中指端按揉。

9

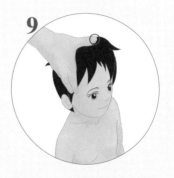

揉百会：头顶正中线与两耳尖连线交会处，用拇指端揉。

10

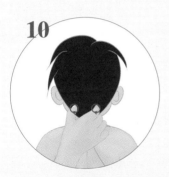

揉风池：用拇、食指按揉风池穴。

11

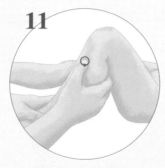

揉足三里：外膝眼下 3 寸，用拇指螺纹面按揉。

12

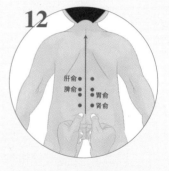

肝俞
脾俞
胃俞
肾俞

捏脊：自龟尾至大椎穴，双手一紧一松交替向上挤捏推进。

注：捏脊，捏 9 遍，3 捏 1 提，在捏拿患儿脊背第 5 遍开始，重提患儿督脉两旁的背俞穴，主选肝俞、脾俞、胃俞、肾俞，用双手的拇指与食指合作分别将背俞穴处的皮肤，用较重的力量在捏拿的基础上，向后上方用力牵拉一下。

预后与护理

1. 定期产前检查,对患有严重疾病或接触了致畸物质,妊娠后可能危及孕妇生命安全或严重影响孕妇健康和胎儿的正常发育的,应在医生指导下,避免怀孕。若在检查中发现胎儿患有严重的遗传性疾病或先天性缺陷,以及孕妇患有严重疾病,继续妊娠会严重危害孕妇健康甚至生命安全的,均应妥善处理。

2. 做好孕期保健,已婚妇女在受孕后的 280 天中,是胎儿在母体内吸收营养、逐渐发育成长的过程,如有高血压、糖尿病应积极治疗,遗传、感染、营养不良以及其他理化因素,均可导致胎儿发育不良或致先天性缺陷,因而整个孕期的保健对于母婴的健康是十分必要的。

3. 孕妇需增加营养,不要偏食、挑食,荤素要合理搭配,粗细粮轮食,要多食富含蛋白质、葡萄糖、维生素、微量元素的食品。

4. 胎儿出生时,即分娩过程中应预防难产。医护人员应认真细致地处理好分娩的各个环节,做好难产胎儿的各项处理。

5. 胎儿出生后一个月内要加强护理、合理喂养,预防颅内感染、脑外伤等。

6. 做好婴幼儿的免疫接种工作。

7. 教育家长识别脑膜炎的早期症状,如发热、颈硬、嗜睡等,一旦发现应及时治疗。

·肌性斜颈·

小儿肌性斜颈是指以头向患侧歪斜、前倾,颜面旋向健侧为特点的疾病,俗称"歪脖"。一般是由于一侧胸锁乳突肌挛缩造成。

中医认为,本病是由于先天胎位不正或后天损伤导致气滞血瘀或气虚血瘀而发,属"项痹"范畴。

现代医学认为,本病病因尚未明确,可能与分娩时一侧胸锁乳突肌损伤,分娩时胎儿头位不正,胎儿在子宫内头部向一侧偏斜有关。

病案举例

张某,女,2个月。出生后左侧颈部有一包块,约红枣大小,质较硬,颈部活动不利。左侧胸锁乳突肌处有一硬性包块,头颈活动受限,左侧面小,目小,后头隆起。

诊断:小儿肌性斜颈。

治则:舒筋活血通络,软坚散结消肿。

治法:

(1)患儿取仰卧位,医者用拇、食、中指三指夹住患侧包块部位,施以柔和有力的三指揉3分钟;

(2)轻柔拿患侧胸锁乳突肌、斜方肌等颈项部相关肌群5分钟;

(3)按揉风池、天柱、肩井穴,每穴约半分钟;

(4)患儿仰卧位,医者双手扶患儿头颞侧,两手同时用力沿颈椎纵轴方向拔伸,持续1~3分钟,顺势做颈项部前屈、后伸、左右侧屈及旋转的被动运动,每侧3~5次;

(5)一手置患侧肩部,另一手扶患侧头部,两手向相反方向用力,尽量向健侧扳动,以患儿能忍受为度,每次持续1~3分钟,连续做3~5次。

以上治疗每天1次,10次后患儿颈部包块明显减小,颈部活动范围增大。继续治疗,去点穴手法,增加颈部活动手法,1个月后患儿颈部包块消失,活动正常。

基础治疗

1. 患儿取仰卧位,用拇指、食指、中指三指或食指、中指二指夹住患侧包块部位或整个胸锁乳突肌,施以柔和有力的双指揉或三指揉 3 分钟;

2. 拿或捏患侧胸锁乳突肌(桥弓穴)3 分钟;

3. 患儿取仰卧位或家长抱坐位,用轻柔的拿、揉法作用于斜方肌等颈项部相关肌群及健侧肌群 3 分钟;

4. 患儿仰卧位,用拇指指腹自上而下再次按揉胸锁乳突肌 3~5 遍;

5. 用轻柔的拿法自上而下再次作用于患侧胸锁乳突肌 3~5 遍;

6. 用振法作用于患侧胸锁乳突肌起、止点及包块部位约 1 分钟;

7. 按揉风池、天柱、肩井穴,每穴约半分钟;

8. 患儿仰卧位,双手扶患儿头颞侧,两手同时用力沿颈椎纵轴方向拔伸,持续 1~3 分钟,顺势做颈项部前屈、后伸、左右侧屈及旋转的被动运动,每侧 3~5 次;

9. 一手置患侧肩部,另一手扶患侧头部,两手向相反方向用力,尽量向健侧扳动,以患儿能忍受为度,每次持续 1~3 分钟,连续做 3~5 次。

小儿推拿治疗本病一般每天 1 次,病情重者每天 2 次,一般治疗 10 天为 1 疗程。

预防与护理

1. 推拿治疗小儿肌性斜颈有较好的疗效,其目的是最大限度恢复肌肉的功能,故在治疗过程中,胸锁乳突肌起止点的治疗及被动运动极为重要。年龄越小,治疗效果越好。治疗期间若能配合中药热敷和家庭按摩,则疗效更好。

颈肌药物热敷:伸筋草、透骨草、川芎、五加皮各 15 克,桂枝、乳香、没药、当归、赤芍、红花、路路通、威灵仙各 10 克,水两升。文火煎至一升后,稍凉,用毛巾浸药后拧干敷于患处,注意勿烫伤皮肤,每日两次,每次约 15 分钟。

2. 家庭按摩:家长可在患儿颈项部用食指、中指、无名指螺纹面施以轻柔的揉法和摩法,以肿块处为主,同时结合头颈部的被动屈伸和旋转运动。

第5章

小儿推拿保健方法

　　小儿保健是专门研究各年龄期小儿的生长发育、营养保健、疾病预防和健康管理的一门综合性防治医学，目的是采取有效措施，防止不利因素，以促进和保证儿童身心的健康成长。小儿保健推拿能够通过调理脏腑气血、疏通经络、促进食物的消化吸收等方式提高小儿机体的免疫力，强壮身体，从而减少外感、内伤疾病的发病率，促进其健康发育成长。小儿保健具有效果显著、安全可靠、无毒副作用、操作简便的特点，只要持之以恒便能取得明显的疾病预防效果。儿科保健推拿的适用对象为新生儿至 12 岁以下的儿童。在手法操作时可选用葱白汁、生姜汁、滑石粉、爽身粉等介质进行推拿，以润滑小儿皮肤，防止擦伤，提高疗效。小儿推拿操作可由推拿医生操作，也可由推拿医生指导儿童家长在家自行操作。

一、益气健脾推拿法

【主穴】捏脊9遍,补脾经200次,顺运内八卦200次,揉外劳宫200次,摩腹200次。

【配穴】揉二人上马100次,推四横纹100次,拿肚角10次,揉足三里200次。

【作用】益气健脾,温中散寒,通腑消积。

【用法】隔天1次或1周2次。推拿时主穴一般全用,配穴则可选用1~2个。

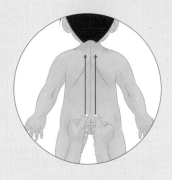 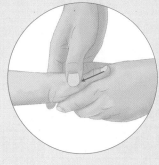 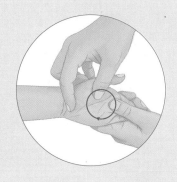

捏脊:自龟尾至大椎穴,双手一紧一松交替向上挤捏推进。

补脾经:拇指伸直,自指尖推至指根关节横纹处。

顺运内八卦:用拇指螺纹面顺时针做运法,运至离宫宜轻按。

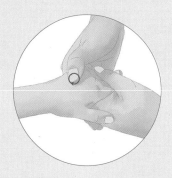 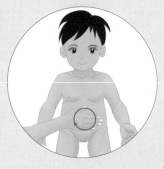 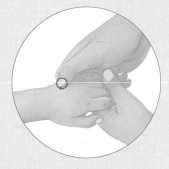

揉外劳宫:在手背,与内劳宫相对处,以拇指螺纹面揉。

摩腹:用掌面轻贴腹部,以脐为中心,做环形运动,左右同数。

揉二人上马:在掌背小指、无名指掌骨中间,用拇指面揉。

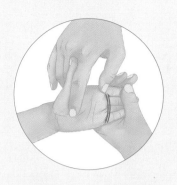

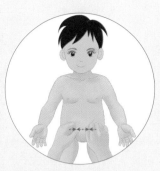

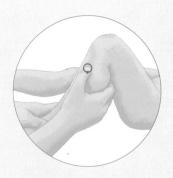

推四横纹：用拇指螺纹面从食指横纹处至小指横纹处来回推。

拿肚角：脐下2寸，左右平开2寸，双手拿捏、上提后放松。

揉足三里：外膝眼下3寸，用拇指螺纹面按揉。

二、益气补肺推拿法

【主穴】捏脊9遍，清肺经200次，清补脾200次，推四横纹200次，推三关100次。

【配穴】清天河水100次，揉二人上马100次，揉外劳宫100次，揉足三里200次。

【作用】益气固表，培土生金。

【用法】隔天1次或1周2次。推拿时主穴一般全用，配穴则可选用1~2个。

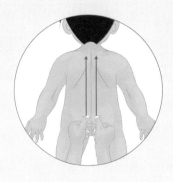

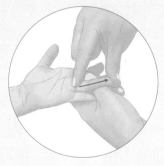

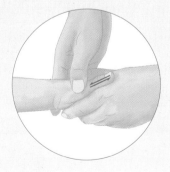

捏脊：自龟尾至大椎穴，双手一紧一松交替向上挤捏推进。

清肺经：从无名指指根推到指端。

清补脾：拇指伸直，自指根至指尖来回推之。

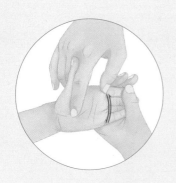 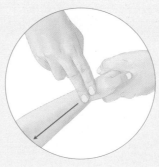 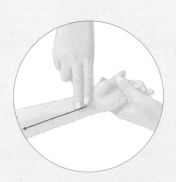

推四横纹：用拇指螺纹面从食指横纹处至小指横纹处来回推。

推三关：以食、中指指腹自腕横纹推向肘横纹。

清天河水：用食、中指指腹自腕横纹推向肘横纹。

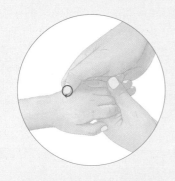 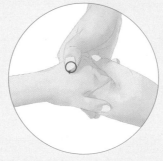 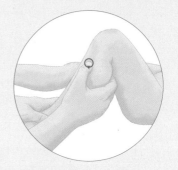

揉二人上马：在掌背小指、无名指掌骨中间，用拇指面揉。

揉外劳宫：在手背，与内劳宫相对处，以拇指螺纹面揉。

揉足三里：外膝眼下3寸，用拇指螺纹面按揉。

三、益气补肾推拿法

【主穴】捏脊9遍，揉二人上马200，补脾经200次，揉外劳宫200次。

【配穴】补肾经200次，清肝经100次，清天河水100次，推四横纹100次，推涌泉50次。

【作用】固护元气，水火相济。

【用法】隔天1次或1周2次。推拿时主穴一般全用，配穴则可选用1~2个。

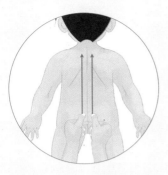

捏脊：自龟尾至大椎穴，双手一紧一松交替向上挤捏推进。

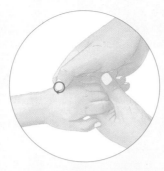

揉二人上马：在掌背小指、无名指掌骨中间，用拇指面揉。

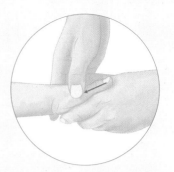

补脾经：拇指伸直，自指尖推至指根关节横纹处。

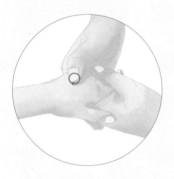

揉外劳宫：在手背，与内劳宫相对处，以拇指螺纹面揉。

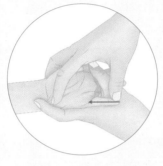

补肾经：从小指指尖推到指根。

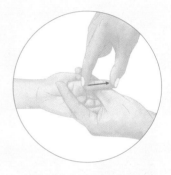

清肝经：从食指根推到指端。

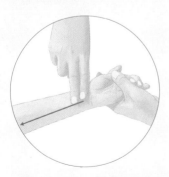

清天河水：用食、中指指腹自腕横纹推向肘横纹。

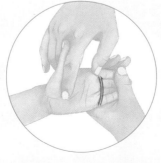

推四横纹：用拇指螺纹面从食指横纹处至小指横纹处来回推。

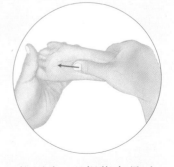

推涌泉：以拇指向足趾方向推之，称推涌泉。

四、安神益智推拿法

【主穴】捏脊 9 遍,揉二人上马 200 次,揉阳池 200 次,揉百会 30 次。

【配穴】清肝经 100 次,清天河水 100 次,揉小天心 30 次,分腹阴阳 30 次,补肾经 200 次。

【作用】安神益智,补肾填精。

【用法】隔天 1 次或 1 周 2 次。推拿时主穴一般全用,配穴则可选用 1~2 个。

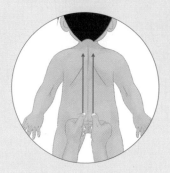

捏脊:自龟尾至大椎穴,双手一紧一松交替向上挤捏推进。

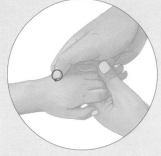

揉二人上马:在掌背小指、无名指掌骨中间,用拇指面揉。

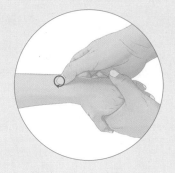

揉阳池:在一窝风穴上约 3 寸的凹陷处,用拇指端揉。

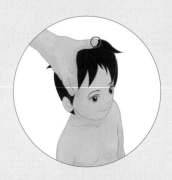

揉百会:正中线与两耳尖连线交会于头顶处,用拇指端揉。

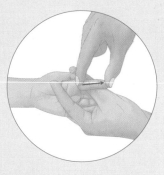

清肝经:从食指根推到指端。

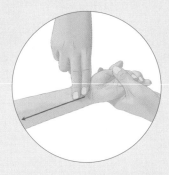

清天河水:用食、中指指腹自腕横纹推向肘横纹。

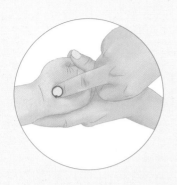

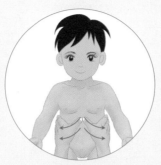

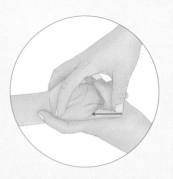

揉小天心：大小鱼际交接处凹陷中，中指端揉。

分腹阴阳：用双手拇指从剑突沿游离肋斜下分推至腹两侧。

补肾经：从小指指尖推到指根。

五、整体推拿法

这套保健推拿手法是小儿家中日常保健的方法，操作流程相对较多，主要是对小儿的身体状态进行全面的调理。具体操作方法如下：

【主穴】开天门200次，推坎宫200次，运太阳200次，揉耳后高骨50次，揉百会100次，揉膻中100次，分腹阴阳100次，摩腹顺、逆时针各100次，补脾经200次，揉板门100次，补肾经100次，揉足三里100次，捏脊9遍。

【配穴】摩囟门100次，揉神阙100次，顺运内八卦100次，揉小天心100次，揉涌泉100次。

【作用】调和阴阳，培补元气，消食导滞。

【用法】隔天1次。推拿时主穴全用，配穴则可选用2~3个。

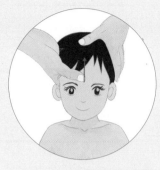

开天门：两眉中间至前发际，两拇指自下而上交替直推。

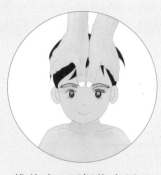

推坎宫：两拇指自眉心向两侧眉梢作分推。

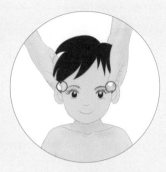

运太阳：在两眉后凹陷中，用拇指或中指端揉。

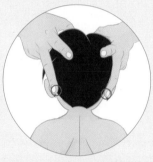

揉耳后高骨：用拇指揉耳后乳突下凹陷中。

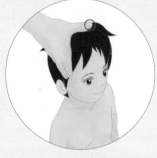

揉百会：正中线与两耳尖连线交会于头顶处，用拇指端揉。

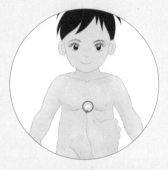

揉膻中：两乳头连线中点，用拇指或中指端揉。

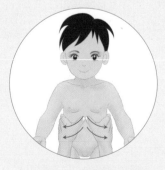

分腹阴阳：用双手拇指从剑突沿游离肋斜下分推至腹两侧。

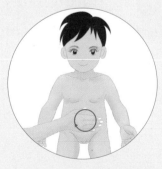

摩腹：用掌面轻贴腹部，以脐为中心，做环形运动，左右同数。

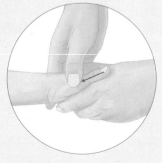

补脾经：拇指伸直，自指尖推至指根关节横纹处。

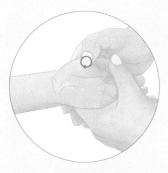

揉板门：用拇指螺纹面揉按手掌大鱼际平面。

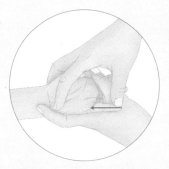

补肾经：从小指指尖推到指根。

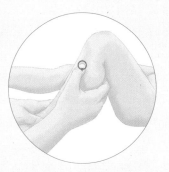

揉足三里：外膝眼下3寸，用拇指螺纹面按揉。

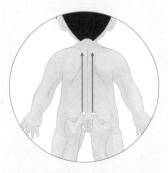

捏脊：自龟尾至大椎穴，双手一紧一松交替向上挤捏推进。

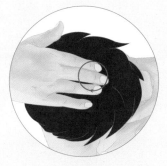

摩囟门：以全手掌指腹面轻摩囟门。

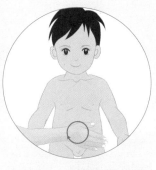

揉神阙：用拇指端或掌根揉肚脐。

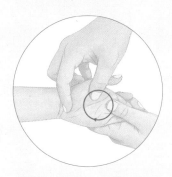

顺运内八卦：用拇指螺纹面顺时针做运法，运至离宫宜轻按。

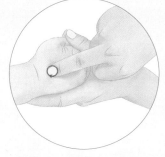

揉小天心：大小鱼际交接处凹陷中，中指端揉。

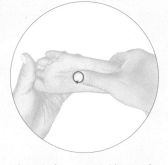

揉涌泉：屈足蜷趾时足心最凹陷中，用拇指面揉。

小儿推拿 笔记

记录推拿过程中的心得体会

小儿推拿 笔记

记录推拿过程中的心得体会

小儿推拿笔记

记录推拿过程中的心得体会

小儿推拿笔记

记录推拿过程中的心得体会